YOGA VERDE

"Fique atento!
Este livro poderá mudar a sua vida!"

Georg Feuerstein
Brenda Feuerstein

YOGA VERDE

Tradução:
CLAUDIA GERPE DUARTE

Editora
Pensamento
SÃO PAULO

Título do original: *Green Yoga*.

Publicado originalmente em 2007 por Traditional Yoga Studies, Canadá.

Coordenação editorial: Denise de C. Rocha Delela e Roseli de S. Ferraz

Preparação de originais: Roseli de S. Ferraz

Revisão de provas: Maria Aparecida Salmeron

Dados Internacionais de Catalogação na Publicação (CIP)
(Câmara Brasileira do Livro, SP, Brasil)

Feuerstein, Georg
Yoga verde / Georg Feuerstein, Brenda Feuerstein ; tradução Claudia Gerpe Duarte. — São Paulo : Pensamento, 2010.

Título original: Green yoga
Bibliografia
ISBN 978-85-315-1632-0
1. Yoga I. Feuerstein, Brenda. II. Título.

10-01278 CDD-613.7046

Índices para catálogo sistemático:
1. Yoga verde 613.7046

O primeiro número à esquerda indica a edição, ou reedição, desta obra. A primeira dezena à direita indica o ano em que esta edição, ou reedição, foi publicada.

Edição	Ano
1-2-3-4-5-6-7-8-9-10-11	10-11-12-13-14-15-16

Direitos de tradução para o Brasil
adquiridos com exclusividade pela
EDITORA PENSAMENTO-CULTRIX LTDA.
Rua Dr. Mário Vicente, 368 — 04270-000 — São Paulo, SP
Fone: 2066-9000 — Fax: 2066-9008
E-mail: pensamento@cultrix.com.br
http://www.pensamento-cultrix.com.br
que se reserva a propriedade literária desta tradução.

DEDICATÓRIA

Dedicamos este livro com imensa gratidão

... a Arne Naess (1912-), criador da Ecosofia e extraordinário filósofo, que por mais de duas décadas tem sido uma fonte ininterrupta de inspiração e uma inequívoca expressão da sensatez para a paz, a sustentabilidade e a alegria universais.

E

... a David Takayoshi Suzuki (1936-), que desde a década de 1960 tem sido um resoluto porta-voz do meio ambiente e da responsabilidade humana, e cujas inúmeras publicações e documentários educacionais alargaram e aprofundaram a nossa compreensão da época excepcional e perigosa na qual vivemos.

Estou certo de que os seres humanos têm o que é necessário para fazer uma reviravolta e estabelecer sociedades Verdes.*

— *Arne Naess*

Estamos num carro gigantesco que avança em direção a um muro de tijolos e todo mundo está discutindo a respeito do lugar onde cada um vai se sentar.**

— *David Suzuki*

A sociedade moderna não encontrará uma solução para o problema ecológico se não *examinar com atenção o seu estilo de vida*. Em muitas partes do mundo, a sociedade se inclina para a gratificação instantânea e o consumismo, permanecendo indiferente aos danos que essa atitude poderá causar. Como declarei em outras ocasiões, a gravidade da questão ecológica mostra a profundidade da crise moral do homem.***

— *Sua Santidade o Papa João Paulo II*

Em última análise, a humanidade é uma só e este pequeno planeta é o nosso único lar. Se realmente temos a intenção de ajudar uns aos outros e proteger o nosso lar, a Terra, cada um de nós precisa experimentar um intenso sentimento de compaixão e responsabilidade.****

— *Sua Santidade o Dalai Lama*

---

* "Deep Ecology For the Twenty-Second Century", in *Deep Ecology For the 21st Century*, org. por George Sessions (Boston, Massachusetts: Shambhala Publications, 1995), p. 467.

** David Suzuki, como citado por *Brainy Quotes*.

*** Mensagem de Sua Santidade o Papa João Paulo II na Celebração do Dia Mundial da Paz, 1º de janeiro de 1990, Seção IV.13.

**** O Dalai Lama, "The True Source of Political Success", in Stephanie Kaza e Kenneth Kraft, orgs., *Dharma Rain: Sources of Buddhist Environmentalism* (Boston, Massachusetts: Shambhala Publications, 2000), p. 167.

SUMÁRIO

A mudança que está tendo lugar na Terra e na nossa mente é uma das maiores que jamais tiveram lugar nas questões pertinentes aos seres humanos, talvez até mesmo *a* maior delas, já que não estamos simplesmente falando a respeito de outra mudança histórica ou modificação cultural, e sim de uma mudança de importância não apenas geológica e biológica, como também psicológica.*

— *Thomas Berry*

Nós nos encontramos na cúspide de um futuro muito incerto e próximo, tão imediato quanto o tempo de vida dos nossos filhos. Existem aqueles que desejam permutá-lo por um ganho a curto prazo, e é o que farão se nós o permitirmos. Entretanto, temos juízo suficiente para não jogar a culpa neles. Se entregarmos passivamente a esses destruidores o controle do nosso destino coletivo, todos compartilharemos a responsabilidade pelas consequências inomináveis da nossa decisão. Se cada um de nós escolher a inércia, ela nos tornará cúmplices do triunfo da ganância, da negligência e do egoísmo.**

— *Ross Gelbspan*

Uma das perguntas que me fazem com frequência quando dou palestras em diferentes países é a seguinte: "Tendo em vista os problemas ambientais que o mundo está enfrentando, 'vamos sair dessa?'"... A minha resposta é sempre a mesma: tudo depende de você e de mim, do que você e eu fazemos para reverter essas tendências. Significa tornar-nos politicamente ativos. Salvar a nossa civilização não é um esporte ao qual assistimos sentados na poltrona.***

— *Lester R. Brown*

---

* Thomas Berry, *The Dream of the Earth* (San Francisco: Sierra Club Books, 1988), pp. 11-2.

** Ross Gelbspan, *The Heat Is On: The High Stakes Battle Over Earth's Threatened Climate* (Reading, Massachusetts: Addison-Wesley, 1997), p. 195.

*** Lester R. Brown, *Plan B 2.0* (Nova York: W. W. Norton, 2006), p. 264.

PREFÁCIO

Há 65 milhões de anos, um grande asteroide caiu na península de Iucatã provocando repercussões mundiais que causaram a extinção, segundo se calcula, de 70% de todas as espécies existentes no final do Período Cretáceo, inclusive os gigantescos dinossauros.* Os biólogos se referem a essa tragédia como a Quinta Extinção em Massa, dando a entender que houve outras catástrofes dessa magnitude no passado da Terra.

Hoje, a Sexta Extinção em Massa está acontecendo bem debaixo do nosso nariz! A cada dia, estima-se que 150 espécies estejam se tornando extintas. Estamos falando aqui de *espécies* inteiras, que abrangem dezenas de milhares, e até mesmo milhões, de plantas, insetos e animais distintos.

Surpreendentemente, a maioria das pessoas desconhece o fato que está vivendo em dias fatídicos. Falando sem rodeios: nosso planeta está morrendo, e estamos fazendo vista grossa para isso!

Um levantamento realizado em 1998 entre 5 mil cientistas revelou que 3.500 deles acreditavam que estamos presenciando uma catástrofe biológica de proporções sem precedente. O que está acontecendo hoje supera, de longe, a calamidade que resultou na repentina extinção dos dinossauros.

Desta vez, no entanto, o culpado definitivamente não é uma rocha extraterrestre com cerca de onze quilômetros de diâmetro que se espatifou na Terra. Em vez disso, a causa pode ser encontrada no próprio planeta em que vivemos. Mais precisamente, é a nossa populosa espécie humana que está causando esse impacto extremamente devastador no ambiente biótico. A poluição do carbono, o aumento da temperatura do

* Um relato bem-documentado e acessível das extinções em massa do passado é encontrado no livro do Prof. Trevor Palmer, *Perilous Planet Earth: Catastrophes and Catastrophism Through the Ages* (Cambridge: Cambridge University Press, 2003).

ar e da água, o desmatamento e a desertificação, bem como a poluição dos oceanos, dos lagos, dos rios, do lençol freático e do ar se combinam para desestabilizar os sistemas naturais. A natureza começou a se "recalibrar": as calotas polares e as geleiras estão se derretendo rapidamente, o nível dos oceanos está subindo e ameaçando nações insulares inteiras bem como cidades litorâneas, e imensos furacões estão causando numerosas mortes e uma ampla destruição multibilionária.

O professor Paul Ehrlich da Stanford University, a primeira pessoa a nos advertir das terríveis consequências da explosão populacional, recentemente reiterou o alerta que fizera soar décadas antes. Precisamos antever bilhões de pessoas morrendo de fome e de sede.*

Não há como prever onde a atual extinção em massa irá parar, mas os biólogos se preocupam cada vez mais com a possibilidade de que a humanidade possa muito bem acabar entre as vítimas dessa extinção antes que tudo esteja terminado. Essa hipótese deveria aparecer diariamente nas manchetes dos jornais, mas não é o que acontece. Os governos deveriam impor rigorosas medidas à indústria, aos negócios e à sociedade como um todo, mas não o fazem. Os educadores deveriam tornar prioritária essa pavorosa realidade, mas não tornam. A ignorância e a inércia impedem a ação coordenada. Parece que a humanidade está sonambulando em direção à extinção.

A pergunta é: o que podemos e devemos fazer? Especificamente, como uma pessoa espiritualmente envolvida deve reagir a esta grave situação? Mais especificamente ainda, o que um praticante de Yoga deve fazer?

Neste livro, não vamos cutucá-lo gentilmente na direção certa. Acreditamos que a época dos lembretes suaves já passou há muito tempo. O que você está prestes a ler tem a intenção de ser um sinal de alerta de última hora.

* * * * *

Milhões de ocidentais praticam Yoga hoje em dia. A maioria deles busca se beneficiar exclusivamente dos exercícios físicos de Yoga, que comprovadamente são extremamente eficazes como uma medida tera-

---

* Ver a breve declaração de Paul Ehrlich no videoclipe online "Call of Life: Facing the Mass Extinction", exibido no website da Species Alliance: www.speciesalliance.org.

pêutica e preventiva. No entanto, como argumentaremos neste livro, os ensinamentos morais e espirituais dessa antiquíssima tradição de 5 mil anos são ainda mais poderosos e significativos.* Somos de opinião que eles podem não apenas atuar como poderosas ferramentas de autotransformação, como também podem nos ajudar a lidar com a crise mundial atual de uma maneira mais apropriada, responsável e eficaz.

Aqueles cuja inteligência ainda não sucumbiu à letargia estão começando a compreender, muito lentamente, que vivemos numa época de uma crise decisiva, crise esta que, certamente, não é apenas de natureza ambiental. Ela afeta praticamente todos os aspectos da existência humana, inclusive a nossa vida social, política, moral e espiritual.

Vamos abordar nas páginas que se seguem todos esses aspectos, concentrando-nos, necessariamente, nas suas características mais proeminentes. Em primeiro lugar nas nossas deliberações estará o meio ambiente, mas não podemos falar sobre o ambiente sem também mencionar o estilo de vida, o consumismo, a economia, a política, os pontos cegos das culturas, a ética, os valores e a perspectiva global.

Arne Naess, filósofo norueguês e criador da ecosofia, expressou a mesma opinião de forma independente. Em uma entrevista que ele deu em 1982 para a revista *The Ten Directions,* ele observou profeticamente:

> Daqui a cinquenta anos, ou precisaremos de uma ditadura para salvar o que resta da diversidade das formas de vida, ou teremos uma mudança de valores, uma modificação da nossa visão total que fará com que nenhuma ditadura seja necessária.**

Gostaríamos de acrescentar ao texto acima as palavras de peso do internacionalmente renomado educador canadense David Suzuki, apresentador do popular programa de televisão "The Nature of Things", que é apresentado desde 1960:

---

* Ver Georg Feuerstein, *Yoga Morality: Ancient Teachings At a Time of Global Crisis* (Prescott, Arizona: Hohm Press, 2007). De muitas maneiras, *Yoga Verde* é um livro interligado à obra *Yoga Morality.* [*As Virtudes do Yoga*, publicado pela Editora Pensamento, São Paulo, 2009.]

** Arne Naess citado por Stephan Bodian, "Simple in Means, Rich in Ends", reeditado em George Sessions, org., *Deep Ecology For the 21st Century* (Boston e Londres: Shambhala Publications, 1995), p. 26. Somos gratos a Arne Naess, que hoje está na casa dos noventa anos, por cortesmente aceitar a nossa homenagem na forma da dedicatória da página 5 deste livro.

A minha principal preocupação continua a ser convencer as pessoas de que existe uma crise real que está nos afetando a todos e que cada minuto que continuamos a negá-la ou a desconsiderá-la, menos opções teremos e mais difícil será efetuar as mudanças necessárias para que voltemos a estar em equilíbrio com os fatores que sustentam a nossa vida.*

O Yoga tradicional é altamente recomendável pelo menos por duas razões. Primeiro, ele defende uma visão de mundo holística, que combina a ética, a psicologia e a filosofia com algo que, na falta de uma palavra melhor, gostaríamos de chamar de "treinamento mental".

Segundo, o Yoga é inerentemente "verde", ou seja, os valores e as práticas fundamentais do Yoga tradicional coincidem com os valores promovidos pelo movimento da Ecologia Profunda. Ambos defendem o respeito por todas as formas de vida.

Caso você tenha a curiosidade de saber, Yoga Verde na linguagem sanscrítica na qual quase todos os textos de Yoga são escritos é *Harid-Yoga,* que soa quase como "Heart Yoga" [Yoga do Coração]. *Verde* na realidade significa ter um coração e ser completamente sinceros a respeito de reconhecer o fato que somos parentes de sangue de todo e qualquer tipo de vida onde quer que ela possa aparecer no nosso planeta ou no universo como um todo. Embora o nosso DNA possa não se parecer em nada com o de formas de vida extraterrestres, todos somos feitos da mesma substância básica, que alguns poeticamente chamaram de "poeira estelar" ou "poeira cósmica".

Demonstraremos neste livro, portanto, que os ensinamentos morais e filosóficos do Yoga, bem como as suas práticas espirituais, são tão importantes hoje quanto o eram milhares de anos atrás. Na verdade, elas são ainda mais pertinentes hoje do que foram na infância da nossa civilização humana. Em particular, elas têm muito a nos dizer a respeito de um saudável relacionamento com a Natureza.

Endossamos o arguto comentário que o romancista americano William Burrough faz no livro *The Western Lands*: "o desespero é a matéria-prima da mudança drástica". Precisamos simplesmente reconhecer que a nossa situação é, de fato, desesperadora. De qualquer modo, nós

---

* David Suzuki, *Time to Change: Essays* (Toronto: Stoddart Publishing, 1994), pp. xi-xii.

vamos mudar, quer voluntariamente, quer sob a compulsão dos acontecimentos!

Depois de passar a vida advertindo as pessoas da imensa gravidade da situação, David Suzuki observou numa entrevista recente:

> Não sei o que será necessário para fazer com que as pessoas compreendam que não se trata de uma brincadeira e tampouco de especulação. Deveríamos estar em modo de crise.*

Concordamos com ele se "modo de crise" significar que devemos ficar alertas, bem como completa e sinceramente empenhados em uma ação corretiva com fundamentos sólidos.

Todos os extraordinários desafios que estamos enfrentando hoje podem ser atribuídos à antiquíssima incapacidade da humanidade de viver com sabedoria e responsabilidade. Entretanto, o que é a humanidade senão cada indivíduo? Por conseguinte, a nossa crise mundial é um vívido lembrete de que todos precisamos nos tornar responsáveis pelas nossas ações, bem como pela nossa recusa em agir quando a ação é exigida a fim de evitar o estrago ou o dano.

De acordo com a nossa maneira de ver as coisas, os problemas que existem hoje no mundo estão nos obrigando a crescer, tanto enquanto indivíduos quanto como espécie. Se deixarmos de alcançar a maturidade emocional, intelectual, moral e espiritual, iremos inevitavelmente contribuir para a ruína do nosso planeta e a possível (e até provável) extinção da espécie humana. Esta sombria conclusão é compartilhada por um crescente número de pessoas, especialmente aquelas que atuam nas áreas da pesquisa ambiental, da biologia, da sociologia e da política.

Embora *Yoga Verde* seja escrito especialmente para os praticantes de Yoga, a mensagem dele é pertinente a todas as pessoas que estão vivas hoje. **Sentimos que os praticantes de Yoga têm uma obrigação particular de viver de uma maneira verde, principalmente porque essa atitude reflete a essência da tradição que eles apoiam.** Estamos cientes de que, até agora, poucos adeptos do Yoga contemporâneo descobriram os ensinamentos espirituais e morais do Yoga que estão além do fascínio

* Ver David Suzuki citado em Swami Sivananda, "This Man Can't Save You", *Ascent Magazine*, nº 29 (Primavera de 2006).

das posturas corporais. No entanto, seria muito pouco generoso achar que eles não poderão fazê-lo no futuro. O Yoga encerra um poder próprio, e não foram poucas as pessoas que gradualmente deixaram de praticar apenas as posturas e assumiram um profundo compromisso com a moralidade e a espiritualidade yogue.

Além disso, independentemente de qual possa ser o envolvimento da pessoa com o Yoga, estamos todos enfrentando os mesmos problemas ambientais e sociais, de modo que mais cedo ou mais tarde teremos a necessidade de encontrar a nossa resposta pessoal para eles. Este livro poderá atuar como um guia para aqueles que ainda estão no processo de descobrir a profundidade espiritual e moral do Yoga. Além disso, todo mundo é capaz de fazer alguma coisa *agora*.

Os praticantes de Yoga contemporâneo estão claramente demonstrando a sua capacidade de agir com responsabilidade. Estão agindo de um modo responsável com relação ao seu corpo ao cuidar bem dele. É claro que a mente não se torna automaticamente saudável quando cuidamos da saúde do corpo, embora o bem-estar físico ajude.

Além disso, contudo, precisamos nos esforçar para criar uma mente saudável para nós mesmos. No Yoga, alcançamos esse objetivo harmonizando as nossas ações por intermédio da moralidade adequada e aquietando a mente por meio da prática regular da meditação.

Algumas linhas do Yoga são de opinião que devemos trabalhar exclusivamente com a mente, por entender que, quando a mente se tornar clara e "saudável", seremos capazes de ter o relacionamento correto com a nossa corporificação. Entretanto, o Hatha-Yoga advoga uma orientação nitidamente diferente, que se baseia na suposição de que podemos alcançar a saúde física ideal e até mesmo criar o tipo de corpo que é um perfeito instrumento para a realização espiritual. Não vamos discutir aqui o mérito dessas duas posições. O importante é que ambas visam libertar-nos das limitações da nossa condição humana por intermédio da descoberta da nossa verdadeira natureza como sendo o Espírito imortal, ou Consciência do Ser. Uma das abordagens simplesmente faz isso por meio da mente, e a outra por intermédio do corpo.

Os praticantes de Yoga contemporâneo são agora convocados a expandir o seu círculo de responsabilidade incluindo na sua prática diária atitudes sadias para com o meio ambiente, a Mãe Natureza. Para ser verdadeiramente válido hoje em dia, o Yoga contemporâneo

precisa tornar-se tão verde quanto os prados da Irlanda ou as florestas tropicais de Bornéu, mesmo que estas últimas estejam rapidamente desaparecendo.

Uma questão vital deve ser abordada em primeiro lugar: diante de todos os problemas discutidos neste livro, como podemos evitar sucumbir à mera frustração, raiva, tristeza ou sinistra determinação? Quando somos sensíveis às preocupantes realidades da nossa era e as compreendemos plenamente, de fato não é fácil permanecer equilibrados. O Yoga ensina que, independentemente da situação em que nos encontramos, sempre temos o potencial para a harmonia e a alegria interiores. Na realidade, por meio da prática espiritual estável, podemos e precisamos encontrar aquele lugar tranquilo dentro de nós do qual pode brotar a ação sábia e compassiva.

Que todos possamos encontrar paz e felicidade, e criar em conjunto um futuro tranquilo para todos os seres!

Georg e Brenda Feuerstein

AGRADECIMENTOS

Gostaríamos de agradecer a todos os intrépidos pesquisadores, cientistas, escritores e denunciadores que ousaram nadar contra a corrente a fim de dizer a verdade a respeito da situação do mundo, enfrentando com frequência uma enorme dificuldade e correndo grandes riscos.

Gostaríamos também de agradecer ao nosso mentor espiritual, Neten Rinpoche, por ter entusiasticamente apoiado e abençoado este projeto, respondendo rapidamente com habilidosos métodos às preocupações que suscitamos à luz do nosso trabalho e, frequentemente, de angustiantes constatações, e por nunca deixar de ser uma presença bodhisattva compassiva e restauradora para todos os seus alunos e o mundo como um todo.

1

COMO É DENTRO, ASSIM É FORA

O nosso planeta está morrendo — o que VOCÊ pretende fazer?

Para o caso de você ter pulado o Prefácio, como muitos leitores têm o costume de fazer, vamos repetir aqui a nossa declaração inicial: A cada dia, estima-se que aproximadamente 150 *espécies* inteiras estejam desaparecendo para sempre. Estamos no meio da Sexta Extinção em Massa, como os biólogos rotularam essa imensurável tragédia. O nosso planeta está morrendo; não de uma forma lenta e sim mais rápido do que até mesmo os cientistas pessimistas previram poucos anos atrás! Será que precisamos explicar com mais detalhes? Se essa tendência continuar a todo vapor, a nossa espécie terá inevitavelmente o mesmo destino em breve.

Estamos falando de décadas, não de séculos. Você mesmo pode fazer os cálculos: estima-se que o total de espécies no planeta seja de aproximadamente dez milhões (cuja maioria são insetos!). Divida esse número por 54.750 (= 150/dia x 365 dias), e você obterá 182 dias. Alguns biólogos acham que talvez só existam 3 milhões de espécies, o que reduziria esse período para cerca de 55 anos. E esse cálculo não leva em conta o fato de que a taxa de extinção está se acelerando e se transformará em uma verdadeira avalanche à medida que a devastação prosseguir.

O fato de que os biólogos não têm números precisos para a quantidade de espécies em existência ou de espécies que estão se tornando extintas a cada dia não significa que eles estejam errados com relação à ameaça à vida na Terra. Os cientistas são em geral um bando conservador. Por conseguinte, quando sete em cada dez biólogos acreditam que estamos enfrentando hoje uma extinção em massa, devemos levar essa afirmação efetivamente muito a sério. Em março de 2005, um grupo de mais de 1.300 cientistas de 95 países concluíram o projeto de Avaliação Ecossistêmica do Milênio. Podemos ler o seguinte no relatório que elaboraram:

> Aproximadamente 60% (15 em 24) dos serviços de ecossistema examinados durante a Avaliação Ecossistêmica do Milênio [2001-2005] estão se degenerando ou sendo usados de uma maneira insustentável, entre eles os de água doce, os da pesca de captura, os de purificação do ar e da água, bem como o gerenciamento do clima regional e local, dos perigos naturais e das pragas...
>
> O número de espécies no planeta está declinando. Nas últimas centenas de anos, os seres humanos aumentaram a taxa de extinção das espécies em até mil vezes com relação a taxas históricas típicas ao longo da vida conhecida do planeta...*

Considerando que a mídia viceja com as más notícias, este relatório e outros semelhantes deveriam ter sido notícia de primeira página no mundo inteiro, mas não foi o que aconteceu.

Agora, vamos examinar a produção de oxigênio, que não é uma questão secundária para a vida na Terra. Consta que o fitoplâncton no oceano gera cerca de 70% do oxigênio do ar que respiramos. Os 30% restantes são oriundos das florestas e dos campos.

O problema é que estamos hoje derrubando florestas como se o amanhã não existisse, e os campos também estão sofrendo devido ao pastoreio excessivo, à poluição e à desertificação. Desafortunadamente, o fitoplâncton que flutua em alto-mar, que consiste em trilhões de microrganismos, também está perecendo. As chamadas "zonas mortas" (carentes de oxigênio) nos oceanos estão aumentando, como explicaremos no Capítulo 3.

Eis o argumento decisivo. Alguns biólogos estimam que até mesmo uma redução de meros 5% na produção total de oxigênio poderá desestabilizar todo o sistema biótico da Terra.

Se isso for verdade, e se formos realistas, talvez nos restem apenas algumas décadas antes que a humanidade possa ser adicionada às espécies

---

* Millennium Ecosystem Assessment, *Ecosystems and Human Well-being: Synthesis* (Washington, D.C.: Island Press, 2005). Esse relatório pode ser lido integralmente online em www.maweb.org.

extintas, com a diferença de que não haverá ninguém para registrar o fim da nossa espécie. Levando-se em conta a notória inércia das pessoas e dos governos, e considerando-se os métodos frequentemente sinistros das corporações, que perseguem o lucro aconteça o que acontecer, essas poucas décadas não representam muito tempo para que as coisas sejam revertidas. Em outras palavras, não há tempo a perder.

Os governos, as corporações, algumas instituições acadêmicas e um punhado de cidadãos comuns começaram a se preocupar com o fenômeno do Pico do Petróleo.* Este conceito foi introduzido para demarcar o ponto no qual a produção de petróleo não consegue mais acompanhar o consumo. Como a nossa civilização moderna é uma voraz consumidora de petróleo e, na realidade, gira em torno dele, algumas pessoas acreditam que o Pico do Petróleo resultará no colapso iminente da civilização tal como a conhecemos. Hoje é amplamente aceito que esse ponto será atingido em algum momento entre 2015 e 2030. Assim sendo, é concebível que o colapso da civilização industrial e o do meio ambiente serão mais ou menos coincidentes.

Tendo em vista o colapso acelerado do nosso meio biótico, o Pico do Petróleo está começando a parecer uma preocupação bastante localizada que afeta a espécie humana e, principalmente, as nações ricas. A Sexta Extinção em Massa é um fenômeno de abrangência e consequências muito mais amplas. É provável que ela ultrapasse o resultado do Pico do Petróleo. Em outras palavras, o "Ponto Ômega", ou seja, o momento em que a extinção em todo o planeta se tornar inevitável, provavelmente será alcançado antes que a última gota de petróleo seja extraída.

Se você se importa com a continuação da espécie humana e com a vida na Terra em geral, você precisa fazer o possível e o impossível AGORA para transformar a sua própria vida por meio de uma drástica mudança de estilo de vida e ajudar vigorosamente a modificar a maneira como os governos e as corporações empreendem as suas atividades.

Não espere por um momento melhor — amanhã, daqui a um mês ou no ano que vem. Não espere que outra pessoa tome a iniciativa. Não pense que o seu empenho pessoal não conta. Tudo isso envolve uma ma-

---

* Ver Richard Heinberg, *The Party's Over: Oil, War and the Fate of Industrial Societies* (Gabriola Island, British Columbia: New Society Publishers, 2003).

neira errada de pensar, ou o que os antigos adeptos do Yoga chamavam de *mithya-darshana*, "visão imperfeita".

Se você ainda é jovem o bastante para viver mais vinte ou trinta anos, a sua vida poderá muito bem ser interrompida pela crescente devastação da biosfera. Se você estiver na meia-idade, pense nos seus filhos e netos cuja vida também será abreviada. Veja bem, eles nem mesmo herdarão uma terra desolada, porque provavelmente morrerão antes disso devido à carência de oxigênio, à superexposição aos raios ultravioleta do sol, à fome, à sede ou às inundações. (A radiação ultravioleta aumentará à medida que o manto de oxigênio ao redor da Terra se tornar mais fino.)

O que acaba de ser exposto pode parecer muito dramático. Entretanto, a nossa situação coletiva *é de fato* dramática. Nos idos de 1960, quando os primeiros ecologistas estavam advertindo o público dos efeitos nocivos da poluição ambiental, talvez ainda pudéssemos nos dar ao luxo de não dar atenção a eles. Na década de 1980, definitivamente deveríamos ter começado a dar importância às opiniões em defesa do meio ambiente. Hoje, o momento é completamente diferente.

Não extraímos nenhuma alegria do fato de ter que ser mensageiros de más notícias, mas os fatos são esmagadores. Estamos claramente destruindo a biosfera do nosso planeta a uma velocidade rápida e crescente. **Talvez tenhamos apenas poucos anos para tomar medidas drásticas enquanto espécie, e não meramente como indivíduos ou mesmo como uma nação isolada.** A crise atual é algo que deve realmente nos deixar muito assustados.

Não devemos, no entanto, nos dar ao luxo de ficar petrificados a ponto de ficar à toa, simplesmente esperando o fim do mundo. Precisamos agir, e precisamos fazê-lo *agora*! Ainda há tempo de redirecionar o curso dos acontecimentos? Tudo depende do que *todo mundo* fará e do que, neste ponto, a Natureza tem em mente. A nossa geração talvez nunca veja os benefícios dessa reviravolta coletiva. Na tentativa de se equilibrar, a Natureza já mobilizou forças para neutralizar o contínuo stress sobre o ambiente.

De qualquer modo, a nossa obrigação para com os nossos filhos, as gerações futuras e, aliás, para com todas as formas de vida na Terra é agir de uma maneira eficaz e *imediata* na tentativa de evitar que o pior aconteça. Na condição de praticantes responsáveis de Yoga, não temos na realidade nenhuma outra opção razoável.

Faremos neste livro copiosas sugestões para a sua autotransformação e a sua participação na transformação sociocultural e na ação ambiental corretiva.

Faça alguma coisa construtiva! Comece agora! Se você for um praticante espiritual e racional, você realmente não tem escolha. Mesmo que não se considere um praticante espiritual, e simplesmente ame a sua vida ou os seus filhos e netos, você ainda precisa agir de uma maneira responsável e imediata. Precisa tornar o seu modo de pensar e o seu estilo de vida radicalmente verdes.

Todos precisamos agora abraçar a Terra com o mesmo carinho que abraçamos a nossa própria vida, e o nosso amor precisa estar repleto de grande sabedoria e compaixão por tudo o que existe e da vontade de exercer uma influência positiva nas futuras gerações enquanto isso é possível.

Yoga para a purificação

Existem poucas dúvidas de que o Yoga é o maior presente da Índia para o mundo.* A sua contribuição para o nosso entendimento da condição humana e do potencial espiritual da nossa espécie é inestimável.

O Yoga encerra muitas abordagens. É proveitoso fazer uma distinção entre três *formas* de Yoga tradicional: o Yoga hindu, o budista e o jainista. Pode-se dizer que essas três formas constituem o cerne das complexas culturas do hinduísmo, do budismo e do jainismo, sendo que podemos distingui-las entre vários tipos e ramos. O Yoga hindu, que será o nosso ponto de referência dominante neste livro, encerra sete ramificações principais, a saber o Raja-Yoga (o caminho da meditação), o Hatha-Yoga (o caminho da espiritualização do corpo), o Jnana-Yoga (o caminho da sabedoria), o Karma-Yoga (o caminho da ação autotranscendente), o Bhakti-Yoga (o caminho da devoção), o Mantra-Yoga (o caminho do som sagrado) e o Tantra-Yoga (o caminho da integração psicofísica).

---

* Um exame detalhado das diversas formas e tipos de yoga é encontrado em Georg Feuerstein, *The Yoga Tradition* (Prescott, Arizona: Hohm Press, 2ª edição, 2001). Este é o trabalho individual mais abrangente sobre a história, a filosofia e a literatura do yoga disponível hoje em dia.

Estima-se que haja 30 milhões de praticantes de Yoga na América do Norte. Se incluíssemos os praticantes de Yoga de outras partes do mundo, esse número provavelmente duplicaria. Isso representa um número considerável de pessoas, as quais, entre outras coisas, devem abandonar qualquer ideia de que o Yoga ocidental, que surgiu no final do século XIX, é uma moda passageira. O Yoga é importante!

A maioria dos praticantes contemporâneos de Yoga, inclusive muitos indianos ocidentalizados, só estão interessados no que tem sido chamado de Yoga Postural Moderno,* que é uma derivação amplamente secularizada do Hatha-Yoga tradicional. Ele se preocupa basicamente com o preparo físico, a saúde e o relaxamento mental como parte de um programa que se destina a combater os efeitos negativos da vida moderna tanto na psicologia quanto na saúde dos seres humanos.

Por conseguinte, o Hatha-Yoga ocidentalizado tem o objetivo de restabelecer ou manter o bem-estar físico da pessoa. Ele procura alcançar esse resultado principalmente por meio de uma vasta prática postural e, em menor grau, também por intermédio da meditação e do controle da respiração. As metas espirituais do Hatha-Yoga tradicional, como o desenvolvimento de estados mais elevados de consciência e a libertação suprema, lamentavelmente desempenham apenas um papel secundário no Yoga Postural Moderno.

Puro como uma flor de lótus em um lago barrento

Podemos contemplar o Yoga de muitas maneiras. Podemos considerá-lo como a mais completa tecnologia da consciência já concebida. Ou podemos interpretá-lo como a mais antiga tradição espiritual de autotranscendência e libertação da Terra.

Outra maneira de ver o Yoga é percebê-lo como um sistema abrangente de autopurificação, ou desintoxicação psicossomática. Esta é frequentemente a maneira como as autoridades tradicionais costumavam encarar o Yoga. No conhecido *Yoga-Sutra* (Aforismos do Yoga), por exemplo, o sábio Patanjali do século II faz a seguinte afirmação pertinente:

* A frase "Yoga Postural Moderno" foi criada pela socióloga britânica da religião Elizabeth de Michelis, *A History of Modern Yoga: Patanjali and Western Esotericism*. Londres e Nova York: Continuum, repr. 2006 [2004].

A libertação ocorre quando a mente se iguala em pureza à suprema Realidade. (3.55)*

Em outras palavras, quando as nossas águas mentais são purificadas de todos os pensamentos corrompidos, de todas as emoções negativas e de todas as aspirações indignas, podemos nos erguer perfeitamente livres, imaculados como uma flor de lótus que flutua em um lago barrento.

Alguns tipos de Yoga, como o Raja-Yoga e o Jnana-Yoga, atacam o processo da autopurificação por intermédio da própria mente; outros, como o Hatha-Yoga, estendem esse processo ao corpo. Os criadores do Hatha-Yoga sentiam que grande parte da nossa turvação mental se deve às impurezas do corpo. Nesse aspecto, eles ecoaram, sem saber, a sabedoria do poeta romano Juvenal, que, no século II d.C., formulou a máxima *mens sana in corpore sano*, "uma mente sadia em um corpo sadio". Aliás, Juvenal também ecoou o ensinamento do Yoga que diz que a virtude é o caminho em direção a uma vida tranquila.

A partir de uma perspectiva yogue, a autopurificação é uma atividade virtuosa proeminente, que conduz a uma virtude ainda maior, a qual, por sua vez, gera uma maior liberdade interior, que resulta numa felicidade mais ampla.

Lamentavelmente, não é mais elegante falar a respeito da virtude, que dirá praticá-la. Neste livro, contudo, invocaremos repetidamente esse conceito antiquado, porque, como se tornará evidente, isso faz um sentido implícito quando lidamos com o Yoga. Ao falar a respeito da virtude, queremos indicar que o Yoga Verde se baseia em uma reavaliação dos valores que mais acalentamos, seguida de uma mudança correspondente nas atitudes e comportamentos.

Se você costuma praticar qualquer uma das versões modernas do Hatha-Yoga, as ideias afins da pureza e da autopurificação certamente não lhe serão desconhecidas. Elas são uma parte essencial do vocabulário técnico de Yoga. Você as conhecerá, por exemplo, na simples recomendação yogue de que você tenha uma alimentação "pura" ou beba água "pura" para respaldar a sua rotina diária de exercícios físicos, particular-

* Uma interpretação literal dos aforismos de Patanjali é encontrada em Georg Feuerstein, *The Yoga-Sûtra of Patañjali: A New Translation and Commentary* (Rochester, Vt.: Inner Traditions, 2ª edição, 1989).

mente as posturas e o controle da respiração. Talvez você também tenha aprendido várias técnicas de purificação, como a *neti** ou a *dhauti*,** que são uma parte integrante do repertório do Hatha-Yoga tradicional.

É provável que você também esteja familiarizado com a ideia de desenvolver a "pureza" mental. Segue-se uma citação extraída de um dos textos de B. K. S. Iyengar, que é inquestionavelmente o mestre contemporâneo de Yoga mais conhecido e que pode ser reconhecido como o principal responsável pelo rápido avanço atual do Yoga Postural Moderno:

> O Yoga começa com a purificação do corpo grosseiro [físico], refina-o e depois passa a purificar a mente e a inteligência.***

Como muitas das palestras de Shri Iyengar deixam extremamente claro, ele acredita que o nosso aspecto mais puro é o Eu transcendental (*atman* em sânscrito). No nosso verdadeiro ser, somos naturalmente puros. Como então é possível não reconhecer essa pureza a cada momento ou até mesmo em nenhum momento? Por que não estamos continuamente conscientes da nossa Essência pura?

A resposta é bem simples. A nossa mente usual está de tal modo poluída com impurezas que surgem da ignorância e do egotismo que ela se parece com um espelho sujo. Por conseguinte, Shri Iyengar reitera o que muitos outros mestres afirmaram, ou seja, que precisamos polir o espelho da mente até que ele reflita as coisas colocadas diante dele com suprema fidelidade. Para ele, isso significa purificar o corpo, para que o cérebro possa funcionar da maneira mais eficiente possível como servidor de uma inteligência mais sutil.

Outro grande mestre do século XX e adepto do Yoga foi Swami Sivananda de Rishikesh, que fez a seguinte observação:

---

* *Neti* denota uma técnica destinada à purificação das narinas por meio da água ou de um cordão fino.

** *Dhauti* se refere a um conjunto de técnicas de purificação do Hatha-Yoga, que envolvem a limpeza dos dentes e da língua, a purificação da garganta e do estômago etc.

*** B. K. S. Iyengar, "Yoga — A Universal Culture", in *Astadala Yogamâlâ*, vol. I (Nova Delhi: Allied Publishers, 2000), p. 84. Para sermos justos com Shri Iyengar, é preciso enfatizar que o yoga que ele pratica e ensina não se limita a posturas, incluindo as práticas superiores e, além disso, usando o modelo dos oito membros de Patanjali como a sua base teórica. Lamentavelmente, muitos dos seus alunos não compartilham da sua orientação espiritual e nem da sua paixão pelo yoga como um todo.

A vida é uma jornada da impureza em direção à pureza... A autopurificação é o passaporte para a gloriosa terra estrangeira da [iluminação].*

Ora, como era de esperar, uma mente impura, que é regida por emoções e anseios negativos, dá origem a ações negativas, ou seja, ações que não beneficiam as outras pessoas. Essas ações causam aos outros, direta ou indiretamente, uma dor física ou emocional.

Partimos do princípio de que os praticantes de Yoga sempre fazem o melhor possível para minimizar e, idealmente, erradicar todas as emoções que, como a raiva, a inveja ou o ciúme, tipicamente prejudicam as outras pessoas. Entretanto, essas emoções negativas são apenas a ponta do iceberg. Todos alimentamos numerosos pensamentos, emoções e anseios que não causam um dano direto aos outros, mas que o fazem indiretamente. Na realidade, estamos presos numa rede de atividades que têm consequências indiretas para outros seres e para o meio ambiente como um todo. Até mesmo as pessoas boas podem causar danos se não tiverem consciência dos efeitos das suas ações e, como sustenta o Yoga, também dos seus pensamentos.

É somente quando cultivamos a plena consciência que podemos começar a levar a atenção às inúmeras atividades que têm, sob outros aspectos, efeitos não reconhecidos. Você pode, por exemplo, ser muito escrupuloso no que diz respeito à reciclagem do papel, do papelão, do plástico, do vidro, das latas e assim por diante; mas você talvez nunca tenha pensado duas vezes a respeito do que acontece com o seu computador velho que vai parar no depósito de lixo.

Uma pessoa verdadeiramente consciente procuraria se informar e acabaria descobrindo que os computadores são, na realidade, enormes poluentes do ambiente. Os monitores, por exemplo, contêm de 1,8 a 2,3 quilogramas de mercúrio, as baterias contêm mercúrio, as placas-mães contêm componentes de berílio, os circuitos impressos contêm cádmio e as peças de aço são revestidas de uma camada de cromo anticorrosiva — materiais altamente tóxicos. Se adicionarmos a tudo isso os cabos feitos de plástico que contêm cloreto de polivinila (PVC), teremos uma

* Swami Sivananda, *Sadhana* (Sivanandanagar, Índia: Divine Life Society, 2ª edição 1967), p. 570 e p. 630.

combinação letal capaz de contaminar gravemente o solo e o lençol freático. Precisamos de um solo de qualidade para cultivar alimentos e de um lençol freático seguro para que possamos beber uma água saudável.

Em 2004, apenas nos Estados Unidos, nada menos que 315 milhões de PCs foram parar nos aterros sanitários.* Um vasto número de PCs jogados fora são enviados ilegalmente para a China continental, onde adultos e crianças inocentes fazem uma seleção nas peças eletrônicas para ganhar a vida com dificuldade e contaminar ainda mais o solo e os rios já poluídos do seu país, sem mencionar que eles também estão comprometendo a sua própria saúde. Ao lado dos aparelhos de televisão, dos telefones celulares e dos fornos de micro-ondas, o equipamento de computador resulta num lixo verdadeiramente perigoso.

Eis um outro exemplo: você tem um PC que ainda está funcionando bem, mas você decide comprar um modelo mais rápido, "melhor", com um lindo monitor de tela plana. Você não quer simplesmente jogar fora o computador, de modo que orgulhosamente o doa à escola do bairro. O que você talvez não compreenda ou leve em consideração é que o monitor volumoso que acompanha o computador velho emite uma intensa radiação eletromagnética que é propensa a prejudicar os olhos e, possivelmente, o cérebro dos alunos que acabam usando o sistema. Um doador consciencioso entregaria o computador ou, do mesmo modo, o aparelho de televisão com a recomendação de que o usuário se sente pelo menos a 75 centímetros de distância do monitor e do processador de dados (CPU).

Assim como a nossa negligência pode ser prejudicial aos outros, nós mesmos somos vítimas constantes do descuido de outras pessoas. O desastroso estado atual do nosso meio ambiente é, em grande medida, o efeito combinado de uma atividade negligente da parte de todos os seres humanos.

Em outras palavras, a Natureza — a nossa biosfera — é um reflexo da noosfera, ou seja, do estado mental coletivo ou psicológico da humanidade. Como diria uma máxima hermética: "Como é dentro, assim é fora." Em outras palavras: "O mundo é um mero reflexo da mente."**

---

* Ver Giles Slade, *Made to Break: Technology and Obsolescence in America* (Cambridge, Massachusetts: Harvard University Press, 2006). Ver também Elizabeth Grossman, *High Tech Trash* (Washington, D.C.: Island Press, 2006).

** Swami Sivananda, *op. cit.*, p. 578.

Para o nosso propósito atual, gostaríamos de assinalar que o compromisso do praticante de Yoga com a autopurificação é desfavoravelmente afetado pela impureza da biosfera e da noosfera. Em outras palavras, temos que levar o meio biológico e sociocultural em conta nas nossas tentativas de autopurificação. Eis como dizer isso com mais objetividade: à medida que o nosso ambiente biótico se deteriora, as nossas tentativas de autopurificação serão cada vez mais dificultadas. Analogamente, a crescente "poluição" do nosso ambiente noético se revelará um crescente obstáculo para as nossas tentativas de autopurificação mental. É impossível limpar o corpo em uma água de banho suja.

Eis um exemplo do impacto negativo da poluição ambiental, do qual ninguém parece ser capaz de escapar: foram detectados vestígios de pesticidas no leite materno de mulheres inuítes* em áreas onde os pesticidas não são usados! A Organização Mundial de Saúde estima que a cada ano cerca de 3 milhões de pessoas são envenenadas por pesticidas, resultando em 250 mil mortes.**

Em uma pesquisa canadense realizada pelo Environmental Defense [Fundo de Defesa Ambiental], uma das voluntárias que tinha sido vegetariana a vida inteira ficou estupefata quando soube que microelementos do inseticida e neurotoxina Malathion estavam presentes no seu sangue. Foram encontrados em todos os participantes 18 dos 19 metais pesados (cádmio, chumbo, arsênio, mercúrio e assim por diante) para os quais foram testados.***. É como se Rachel Carson nunca tivesse corajosamente contestado o uso de pesticidas e escrito *Silent Spring* nos idos de 1962, atraindo sobre si a ira da indústria química e dos seus defensores de direita.

Tragicamente, o pesticida DDT, altamente tóxico, que Carson escolhera condenar, foi proibido nos Estados Unidos em 1972 mas ainda é fabricado e enviado em grandes quantidades para agricultores inocentes nos países do Terceiro Mundo.

---

* Os inuítes (também chamados de inuit) são os membros da nação indígena esquimó que habitam as regiões árticas do Canadá, do Alasca e da Groenlândia. (N. da T.)

** Estatística baseada em um comunicado à imprensa da OMS em 9 de setembro de 2006.

*** Ver Environmental Defence, *Toxic Nation* (Toronto, 2005). O relatório está disponível online em www.environmentaldefence.ca. Relatórios subsequentes apresentam números semelhantes.

Nos últimos anos, temos nos insurgido contra a aplicação de Malathion no controle dos mosquitos incômodos na pequena cidade onde moramos no sul de Saskatchewan. Na qualidade de recém-chegados à cidade, ficamos chocados ao tomar conhecimento de que essa neurotoxina era empregada anualmente de uma maneira tão leviana. Além de comprovadamente obter o efeito oposto ao pretendido, que é reduzir a população de mosquitos, a pulverização de Malathion exerce um efeito nocivo na saúde dos habitantes e dos animais de estimação, além de matar os pássaros canoros e os predadores naturais dos mosquitos, particularmente os morcegos, os sapos e as libélulas.

Cada criatura, inclusive o mais humilde inseto, tem o seu lugar na Natureza. Eliminar muitas espécies, como acontece com a maioria dos tipos de pesticida, apenas para livrar-nos de um único inseto que é considerado um "incômodo" é, no mínimo, uma matança exagerada. É simplesmente uma atitude errônea.

Se examinarmos mais de perto a sociedade moderna, encontraremos um sem número de características nada invejáveis, como o crime, a violência, o consumismo, o alcoolismo, o abuso infantil, lares desfeitos, instituições públicas insatisfatórias e corporações avarentas.* Poucos discordariam de que a saúde social nunca esteve tão deficiente. Não é de admirar que, segundo um relatório apresentado pelo Ministério da Saúde e Serviços Sociais dos Estados Unidos, o uso de antidepressivos pelos adultos praticamente triplicou entre 1988 e 2000. Estatísticas disponibilizadas pela Organização Mundial de Saúde tornam evidente que a situação é semelhante em outras nações.** A saúde social, a saúde física e a saúde mental estão interligadas, embora possa ser difícil quantificar as correlações existentes entre elas.

O quanto é realista esperar alcançar a serenidade pessoal em um ambiente sociocultural e natural turbulento? Sem dúvida, precisamos pelo menos *tentar* alcançar a paz interior. Entretanto, à medida que a devastação do nosso ambiente biótico conduz a situações cada vez mais problemáticas, temos que antever que o nosso ambiente sociocultural também se tornará progressivamente caótico. O crime e o terrorismo certamente

---

* De acordo com a Union of International Associations, a modernidade é assediada por mais de 30 mil problemas globais, que em conjunto constituem a nossa crise planetária atual.

** Ver *The World Health Report 2006: Working Together for Health* (Genebra: World Health Organization, 2006).

se tornarão mais frequentes e devastadores. À medida que a sociedade moderna for se desintegrando, somente uma pessoa com grande força interior será capaz de evitar a psicopatologia. Essa força se baseia no que tradicionalmente tem sido chamado de "pureza interior".

No âmago de qualquer tipo de Yoga reside o mesmo processo, que pode ser chamado de "autopurificação", ou purificação de si mesmo até que a noção do eu se dissolva. À medida que nos tornamos internamente cada vez mais lúcidos, a ideia de que somos meramente uma personalidade humana isolada enfraquece. No seu apogeu, esse processo conduz ao ponto no qual o nosso sentimento de interligação com toda a existência ofusca a percepção de que somos um "alguém" separado de todas as outras pessoas. O limite normalmente nítido entre "eu" e "você", ou "nós" e "eles" — sujeito e objeto — é então reconhecido como um artefato desnecessário e potencialmente nocivo.

Atribuímos a esse processo de autopurificação interior o nome técnico de *sattvificação,* baseado na palavra sanscrítica *sattva,* que representa a qualidade da lucidez e do ser puro. Quase todos os praticantes de Yoga terão pelo menos ouvido falar nas três qualidades, ou três *gunas,* do Yoga e da filosofia Samkhya.

O Yoga hindu encara toda a existência cósmica como uma interação entre as três qualidades fundamentais do dinamismo *(rajas)*, da inércia *(tamas)* e da lucidez *(sattva)*. Somente a Consciência transcendente, conhecida como *cit, atman* ou *purusha*, é totalmente desprovida dessas três qualidades. A rigor, ela não pode ser qualificada ou caracterizada de nenhuma maneira. No entanto, de acordo com o depoimento de místicos do mundo inteiro, ela é a nossa verdadeira essência e, na realidade, também é a essência de todas as outras pessoas e coisas.

O modelo *guna* é bastante arcaico, mas ainda encerra alguma utilidade prática. Possibilita que contemplemos todas as coisas, condições ou situações como combinações das três qualidades psicocósmicas. Dependendo da preponderância de *sattva, rajas* ou *tamas*, uma determinada realidade física/externa ou mental/interna manifestará a qualidade correspondente de clareza, luminosidade, lucidez ou transparência; dinamismo, mutabilidade, flexibilidade ou hiperatividade; e obscuridade, letargia, estabilidade ou inércia.

A partir dessa perspectiva yogue particular, a nossa civilização moderna nos impressiona como sendo ao mesmo tempo hiperativa e incrivelmente letárgica. Ela carece decididamente, de um modo inequívoco, de clareza, transparência e luminosidade, e obviamente necessita do tipo de sabedoria que está disponível em abundância no legado do Yoga tradicional.

Por conseguinte, esta é a nossa plataforma de lançamento para o ativismo do Yoga Verde. Ao cultivar *sattva* em todas as coisas, podemos ter a certeza de estar contribuindo de um modo favorável para o bem-estar de todos os seres. *Sattva* gera sabedoria, compaixão, plena consciência, responsabilidade e respeito pela vida. Além disso, *sattva* nos deixa predispostos a apoiar o conhecimento baseado na realidade, o que então nos permite pensar e agir *tanto* de uma maneira apropriada *quanto* compassiva. O cultivo de *sattva* é uma necessidade espiritual e moral.*

O Yoga Verde além da gruta

Embora seja às vezes difícil de acreditar, somos criaturas da luz. Como é explicado em *Aha! Reflections on the Meaning of Everything*, a nossa espécie é fototrópica:

> Da luz viemos, para a luz nós vamos. Nesse meio-tempo, somos ávidos de luz e sensíveis a ela. Não podemos viver sem luz, e no entanto também evitamos o excesso de luz, tanto física quanto psicologicamente. No entanto, a partir de uma perspectiva ampla e abrangente, a iluminação é uma possibilidade bastante real para nós individualmente e, se dispusermos de um tempo suficiente, para a nossa espécie como um todo.**

Em virtude do iminente colapso da biosfera, a questão é se teremos tempo suficiente. A nossa obscuridade interior — ignorância espiritual, egotismo e indiferença — criou uma crise que agora coloca em risco o futuro da nossa espécie e de toda a vida na Terra e que, portanto, poderá não realizar o potencial espiritual da humanidade.

---

* Uma análise mais completa do relacionamento entre a espiritualidade e a moralidade é apresentada em Georg Feuerstein, *Yoga Morality* (Prescott, Arizona: Hohm Press, 2007). [*As Virtudes do Yoga*, publicado pela Editora Pensamento, São Paulo, 2009.]

** Georg Feuerstein, *Aha! Reflections on the Meaning of Everything* (Eastend, Saskatchewan: Traditional Yoga Studies, 2007), p. 8.

O Yoga Verde apela para a faculdade e o impulso fototrônico da nossa espécie para fazer a meia-volta urgente, a única medida capaz de evitar o cataclismo que muitos biólogos e ambientalistas estão prevendo. Essa medida se baseia no cultivo de *sattva* (o fator da luminosidade) e nos valores, atitudes, pensamentos, sentimentos e ações positivos associados a essa qualidade.

O Yoga Verde é o Yoga que incorpora a plena consciência ambiental e o ativismo na sua orientação espiritual, especialmente nesta época de grande crise global. Ele defende uma mente sáttvica e um mundo sáttvico.

No passado, o Yoga era frequentemente associado ao ideal do abandono literal do mundo. Muitos *yogins* e *yoginis* (praticantes de Yoga do sexo feminino) deixavam o lar e a família em busca da solidão das florestas e das montanhas. Eles procuravam uma gruta adequada ou uma árvore frondosa para seguir o caminho contemplativo e viver o restante dos seus dias longe dos seus semelhantes.

Foram os sábios dos antigos *Upanishads* que introduziram o ensinamento inovador do "sacrifício interior" que equivale à "renúncia interior". Em contrapartida, o bramanismo convencional, a tradição milenar da elite sacerdotal, defendia todos os tipos de sacrifícios externos como o método ideal de conquistar os favores de uma ou outra divindade, como Shiva, Vishnu ou Kali.

Os grandes mestres dos *Upanishads* ensinavam que o que realmente importava no caminho espiritual era cultivar a disciplina do autossacrifício. Isso significava se desfazer do "reflexo do ego" e renunciar interiormente a todos os apegos ao mundo e à sociedade, bem como ao corpo e à mente.

Essa nova orientação filosófica é belamente expressa no *Bhagavad-Gita*, que é tradicionalmente considerado a nata dos *Upanishads*. Supostamente redigido no século V a.C., esse texto sanscrítico de setecentas estrofes apresenta o ensinamento integrativo de que o envolvimento com o processo yogue pode ser empreendido em qualquer lugar. O seu êxito não exige uma gruta remota ou uma densa floresta.

Pelo contrário, Krishna, o adepto iluminado, a quem é atribuída a autoria desse ensinamento, afirma que, com frequência, esse tipo de prática extrema não conduz à paz interior, que dirá à iluminação. Estas são as palavras dele:

Não desfrutamos a *transcendência da ação** abstendo-nos das ações, e tampouco aproximamo-nos da perfeição apenas por meio da renúncia.

Pois, nem mesmo por um momento pode alguém deixar de praticar ações. Todo mundo é involuntariamente forçado a agir pelas qualidades cósmicas.**

A pessoa que refreia os órgãos de ação*** mas fica sentada recordando com a mente os objetos sensoriais é chamada de hipócrita confusa.

Mais excelente do que essa é a pessoa que, controlando os sentidos com a mente, dedica-se desapegada ao Yoga da Ação com os órgãos de ação.

Você precisa praticar todas as ações designadas, pois a ação é superior à inação; nem mesmo os processos do seu corpo podem ter lugar por meio da inação.

Este mundo é compelido pela ação, exceto quando essa ação é sacrifício. Com essa intenção, pratique a ação livre do apego.****

Somente a ação autotranscendente é sacrificatória, ou seja, é uma oferenda altruísta, que não contém nenhum elemento de apego. Como ela não envolve o ego, também não causa o sofrimento originário do

---

* O difícil termo *naishkarmya*, aqui traduzido como "transcendência da ação", denota liberdade com relação aos efeitos coesivos das nossas ações. Esses efeitos não existem porque o praticante do Karma-Yoga (Yoga da Ação) se envolve na ação de uma maneira altruísta e como um serviço. Essa ação carece do ego como ponto de referência, e o ego é uma precondição necessária para que a ação tenha repercussões kármicas.

** As qualidades cósmicas, que já foram brevemente analisadas, são *sattva, rajas* e *tamas*. Elas descrevem padrões tanto nos fenômenos macrocósmicos quanto nos microcósmicos (psicológicos).

*** Os cinco órgãos de ação consistem na boca, mãos, pés, genitália e ânus. Eles são diferenciados dos cinco órgãos cognitivos, que são os cincos sentidos.

**** *Bhagavad-Gita* 3.4-3.9. A presente paráfrase é uma adaptação de uma tradução completa e literal desse texto efetuada por Georg Feuerstein, que será publicada como parte de um trabalho posterior mais amplo.

ego. Em uma linguagem yogue, a ação autotranscendente não contém consequências kármicas.

No entanto, é muito importante saber que agir de uma maneira altruísta não é o único critério no Karma-Yoga. Para que uma atividade seja autotranscendente, ela também precisa ser o tipo *certo* de ação, ou seja, precisa ser moralmente correta e apropriada.

Caso contrário, alguém poderia argumentar que um maníaco homicida que mata as pessoas a fim de "libertá-las" do seu aparente sofrimento é um praticante do Karma-Yoga. Aos olhos dele, ele estaria prestando a elas um serviço altruísta. Aos olhos do resto do mundo, entretanto, as ações dele seriam absurdas e moralmente repreensíveis. É claro que o suposto altruísmo dessa pessoa seria pouco mais do que a pomposa ilusão de um egotista descontrolado.

No entanto, a atividade moralmente correta não é inevitavelmente idêntica à moralidade da maioria. Esta última nem sempre é correta ou válida, o que pode ser prontamente constatado quando consideramos os padrões variáveis dos costumes sexuais. Falando de uma maneira mais concreta, a separação da Igreja e do Estado, e a ascensão do secularismo, conduziram ao difundido relativismo moral que podemos presenciar hoje, que é resumido no popular ditado hedonista "Se a sensação for boa, vá em frente!"

A melhor orientação nas questões morais não é nenhum catecismo com frases prontas sobre a ética e sim a própria sabedoria. E esta última, como foi indicado anteriormente, floresce por meio do cultivo da qualidade de *sattva* na nossa mente, comportamento e ambiente.

Na era atual, a ação correta precisa incluir o *ativismo* social e ambiental moralmente correto. O significado exato dessa afirmação será esclarecido nas páginas que se seguem. O *Bhagavad-Gita*, que Mahatma Gandhi chamava de "a mãe universal",* é fundamental para o ativismo espiritual do Yoga Verde. Faremos referência a ele, bem como ao seu Yoga da Ação, em muitas outras ocasiões.

O Yoga é essencialmente um ensinamento de libertação, o que significa que ele visa libertar a pessoa da ilusão de ser uma entidade independente e encapsulada, separada de todas as outras. No decurso da sua longa história, o Yoga adotou ideias filosóficas heterogêneas, até mesmo

* Citação do artigo de Gandhi em *Harijan*, 24 de agosto de 1934.

contrastantes. Independentemente de qual possa ser a sua base metafísica, o Yoga afirma que a personalidade do ego que normalmente animamos é ilusória, ou fictícia.

"Como assim", perguntará você (caso esta ideia represente uma novidade para você), "Eu não sou real?"A resposta é sim e não. Contrariando a sua convicção mais inveterada, não somos uma mente-corpo particular, descontínua. Mais exatamente, a nossa verdadeira essência é a verdadeira essência de tudo e de todos. E o que é isso? É a totalidade da realidade; é o Todo. Outra maneira de falar a respeito do Todo, que é em última análise real, é dizer que todas as coisas estão inter-relacionadas e são interdependentes. Este é um conceito fundamental da tradição yogue.

A libertação, que também é frequentemente chamada de condição de iluminação, tem lugar no momento em que deixamos de nos identificar com a nossa mente-corpo histórica e passamos a nos identificar com o Todo propriamente dito. Isso não é meramente uma convicção ou um pensamento. As convicções podem mudar e os pensamentos passam. Mais exatamente, a libertação é uma realização que diz respeito a todo o nosso ser. Se ela estiver limitada apenas à nossa cabeça ou mente, ela não é a verdadeira libertação.

Às vezes é feita uma distinção entre a libertação suprema e a iluminação. Neste caso, a primeira é considerada um estado transcendente de perfeita liberdade, que está além do espaço-tempo e da corporificação, enquanto a última é encarada como a liberdade interior embora ainda corporalizada. A rigor, contudo, a liberdade é incondicional; por conseguinte, podemos usar ambos os conceitos de um modo equivalente.

Os dois pilares éticos do Yoga Verde

O Yoga Verde pode ser visto como uma continuação moderna do ativismo espiritual transmitido no *Bhagavad-Gita*. Ele não diz respeito apenas à salvação pessoal mas também ao bem-estar de todas as espécies da Terra como um todo.

O ideal social básico do Karma-Yoga é *loka-samgraha*. Essa frase sanscrítica tem sido traduzida de muitas maneiras diferentes. O termo *loka* significa "mundo" ou "pessoas" e não apresenta um grande problema para o tradutor. Este já não é o caso de *samgraha,* que tem sido alternadamente traduzido como "integração", "persistência", "controle", "cooperação", "solidariedade", "orientação" e "bem-estar".

Independentemente de como desejemos reproduzir este termo no nosso idioma, loka-samgraha é um dos dois pilares éticos do Yoga Verde. Infelizmente, o *Gita* não explica o conceito de loka-samgraha, e os comentários clássicos sobre essa obra tampouco oferecem detalhes adicionais proveitosos. É interessante observar que esse conceito aparentemente não ocorre em nenhum outro lugar na volumosa literatura filosófica sanscrítica. Só podemos avaliar o seu significado a partir do contexto no qual ele aparece no *Gita.* Se a nossa interpretação estiver correta, loka-samgraha representa o ideal de trabalhar em prol do benefício material, social, moral e espiritual do mundo inteiro.

O segundo pilar do Yoga Verde é o ideal *bodhisattva* budista. Como o loka-samgraha, ele representa o tipo de processo yogue que chamamos de *sattvificação*, embora estejamos cientes de que o budismo não endossa o modelo *guna.* Ainda assim, o Yoga budista também interpreta o caminho da libertação como sendo de purificação, intensificando, portanto, a iluminação no sentido mais amplo do termo. De acordo com Sua Santidade o Dalai Lama, o ideal bodhisattva pode ser caracterizado da seguinte maneira:

> O que queremos dizer com *Bodhisattva? Bodhi* significa iluminação, o estado desprovido de todos os defeitos e dotado de todas as boas qualidades. *Sattva* se refere a alguém que tenha coragem e autoconfiança, e que se esforce para alcançar a iluminação em benefício de todos os seres.*

O desejo de alcançar a iluminação em benefício dos outros, o que é conhecido como *bodhicitta,* precisa ser claro e direto. Um mero sentimento vago de desejar ajudar os outros não é suficiente. Para que o bodhicitta seja genuíno, ele precisa se basear no verdadeiro entendimento da natureza da iluminação e também da natureza da existência empírica.

* Dalai Lama, *A Flash of Lightning in the Dark of Night: A Guide to the Bodhisattva's Way of Life* (Boston, Massachusetts: Shambhala Publications, 1994), p. 12.

O bodhisattva tem a percepção penetrante de que todos os seres estão sofrendo de alguma maneira e que a sabedoria é a única maneira de superar esse sofrimento primordial. Essa não é uma questão de mera ideologia e sim uma verdade que dispensa explicações, a qual Gautama o Buda descobriu há 2500 anos. Tudo que temos a fazer é examinar a nossa própria vida para reconhecer que estamos sujeitos a todos os tipos de desconforto, doença, dor, frustração, desapontamento, angústia e medo, e que a felicidade é bastante evasiva.

Dedicamos grande parte da vida à perseguição da felicidade, embora, de um modo geral, nós a busquemos nos lugares errados, acabando normalmente envolvidos com um prazer temporário seguido de um renovado sofrimento. Mesmo depois de reconhecer a verdade do que acaba de ser dito, continuamos a nos sentir instigados a procurar o prazer em vez da felicidade permanente e a paz interior.

O problema é que a nossa busca equivocada gira em torno de nós mesmos, da nossa felicidade pessoal. Em contrapartida, o ideal bodhisattva coloca a felicidade dos outros antes da nossa, oferecendo-nos assim o segredo da paz interior, pois paradoxalmente, quando começamos a nos interessar mais pelo supremo bem-estar dos outros, o ego fica fora de foco. Enquanto nos mantemos concentrados no ego, a nossa visão dos outros permanece indistinta.

O ideal loka-samgraha do Karma-Yoga e o ideal bodhisattva do budismo têm claramente muito em comum. Na nossa opinião, contudo, eles não são exatamente idênticos mas enfatizam aspectos do mesmo interesse dedicado pelos outros. Se, como propomos, o ideal do loka-samgraha for concebido como o bem-estar em um sentido amplo, o ideal bodhisattva encerra, em comparação, um objetivo basicamente espiritual. Ele envolve o desejo profundamente alimentado de ajudar os outros a alcançar a libertação, de maneira que o sofrimento deles chegue ao fim. Se o apoio material ou emocional puder levar as outras pessoas para mais perto da libertação delas, o bodhisattva se revelará então um amigo generoso e paciente.

O bodhisattva se empenha em buscar a libertação com todas as forças, para proporcionar o máximo benefício espiritual para todos os outros seres e aliviar a condição de sofrimento deles. O bodhisattva não desperdiça tempo nenhum e encara a iluminação dos outros como uma missão extremamente urgente. Com essa finalidade, o bodhisattva cultiva vigorosamente todos os tipos de métodos aprimorados baseados na sabedoria, como a paciência, a generosidade, a bondade e a compaixão.

Esforçar-se para alcançar a iluminação, ou libertação, e trabalhar em prol do bem-estar dos outros obviamente não são atitudes mutuamente exclusivas. Pelo contrário, a partir de uma perspectiva abrangente, elas são na realidade complementares.

No seu maravilhoso texto sanscrítico *The Way of the Bodhisattva* ou *Bodhicaryavatara* (1.12), o erudito budista e abade do século VIII Shantideva escreveu o seguinte:

> As virtudes, como a bananeira,
> produzem frutos,
> mas depois a sua energia se consome.
> Somente a árvore maravilhosa do *bodhicitta*
> produz frutos e continua a crescer.*

---

* Esta é apenas uma paráfrase. Uma tradução dos versos mais significativos do texto de Shantideva é encontrada em Georg Feuerstein, *Epitome of Shantideva's "Entering the Path to Enlightenment" (Bodhicaryavatara-Samgraha)* em www.traditionalyogastudies.com/articles_translations_bodhisamgraha.html.

2

TODAS AS NOSSAS MÃES

Um útero cósmico

Os povos da Idade da Pedra sabiam que, apesar de todas as suas diferenças, eram filhos da mesma Mãe Universal. Hoje em dia, os cosmólogos nos dizem que o cosmos começou com o Big Bang, um acontecimento violento que se supõe tenha ocorrido há cerca de 15 bilhões de anos. Essa "história" científica da criação, que é na realidade aquilo a que esse modelo corresponde, nos faz lembrar do mesmo fato essencial: todas as coisas surgiram da mesma Singularidade original, portanto nós e todas as outras coisas, bem como as estrelas e os planetas, somos parentes consanguíneos.

O cosmólogo Brian Swimme, professor do California Institute of Integral Studies em San Francisco, expressou essa ideia da seguinte maneira:

> *O lugar de origem do universo, de onde brotou pela primeira vez a existência, está a quinze bilhões de anos-luz da Terra.*
>
> A maioria dos físicos considera essa descoberta do lugar de origem do universo como a mais significativa do século XX...*

Por que é tão importante para nós encontrar — por intermédio de fótons que viajam no espaço desde o início dos tempos — a origem do mundo em que vivemos? Na opinião de Swimme, essa descoberta

* Brian Swimme, *The Hidden Heart of the Cosmos* (Maryknoll, N.Y.: Orbis, 1996), p. 2. (texto em itálico no original.) Modelos mais novos defendem 13,7 bilhões de anos como o tempo de vida do universo. [*O Coração Oculto do Cosmos*, publicado pela Editora Cultrix, São Paulo, 1999, p. 14.]

nos proporciona a oportunidade de unir a espécie humana por meio da convergência do conhecimento científico e da sabedoria antiga. As duas tradições nos conduzem a uma interpretação semelhante e a um impressionante sentimento de mistério.

Saber que houve um único início para toda a existência também significa saber que independentemente da nossa trajetória individual, ela tem necessariamente que ser parte da trajetória, ou destino, de todo o universo. Além disso, a mesma "substância" básica que criou bilhões de galáxias e continua a criar novas estrelas também pode ser encontrada no nosso corpo. Nós somos, como observou Carl Sagan no seu best-seller *Cosmos*, "poeira estelar refletindo sobre as estrelas".*

A ciência não pode nos dizer, e não nos diz, o que causou o Big Bang ou o que existiu antes desse acontecimento. Essas perguntas são da alçada da metafísica, da teologia e da religião. Mas a ciência nos conduziu ao limite do que é cognoscível. Por intermédio de invenções tecnológicas como o microscópio e o telescópio, a ciência nos revelou o estonteante esplendor do cosmos. Inadvertidamente, ela também nos forneceu uma prova incontestável da interligação de todas as coisas.

Desse modo, a ciência interdisciplinar da ecologia, que é uma ramificação da biologia, estuda a interação entre as formas de vida e também entre as formas de vida e o seu ambiente abiótico. A ecologia se baseia no reconhecimento de que a vida no nosso planeta não é uma ocorrência fortuita. Mais exatamente, a vida é uma grande sinfonia na qual todas as numerosas formas de vida têm o seu papel particular a desempenhar. É claro que a ecologia elaborou o seu próprio vocabulário técnico para falar a respeito desse assunto. Ela menciona a "biodiversidade", o "bioma", a "biosfera", o "ecossistema", a "cadeia alimentar", o "hábitat", os "nichos" e assim por diante.

A metáfora poética da Teia da Vida descreve bem os sistemas de abordagem da ecologia.** A linguagem da interligação e interdependência ecológica alcançou a sua apoteose na década de 1960 quando o biólogo James Lovelock deu o antigo nome grego *Gaia* à biosfera da nossa

---

* Carl Sagan, *Cosmos* (Nova York: Ballantine, 1985), p. 300.

** Ver Fritjof Capra, *The Web of Life: A New Scientific Understanding of Living Systems* (Nova York: Anchor Books, 1996). [*A Teia da Vida*, publicado pela Editora Cultrix, São Paulo, 1997.]

Terra.* Ele queria certificar com esse termo que a biosfera é um sistema delicadamente afinado que encerra a sua própria lógica sistêmica. Embora ele não tenha tido a intenção de insinuar que a Terra era uma entidade inteligente, foi exatamente esse significado que ele veio a ter para um sem número de pessoas: Mãe Terra. A ideia em si tem uma longa história, bem como também o têm os diversos sentimentos que a acompanham.

Na condição de disciplina científica, a ecologia tenta se manter distante das explicações teológicas e junta forças com o pensamento teórico sistêmico e os fatos empíricos. Embora essa ciência ainda esteja na infância, por assim dizer, ela fez algumas descobertas muito importantes e também nos ofereceu vislumbres extremamente valiosos de como o nosso planeta funciona e de como a humanidade está interferindo no equilíbrio natural da Terra.

A interligação, igualmente importante, também é fundamental para a teoria quântica. Uma vez que os elétrons tenham entrado em contato, eles sempre permanecerão em contato, por mais afastados que possam estar no espaço. Essa ideia foi uma das características iniciais da física quântica, sendo no entanto depois predominantemente desconsiderada até que o físico irlandês John S. Bell formulou, em 1964, o famoso teorema que leva o seu nome, que foi desde então experimentalmente verificado.

Essa ligação quântica tem lugar, ao que parece, a uma velocidade mais rápida do que a velocidade da luz. De acordo com a teoria da relatividade, isso não é possível; nada pode exceder a velocidade da luz. Até o presente momento, contudo, nenhuma explicação alternativa convincente foi encontrada. O aperto de mão superluminal no nível quântico é um fato experimental, conhecido como "emaranhamento".

A teoria quântica, embora seja muito bem-sucedida ao explicar os fenômenos quânticos, é um verdadeiro atoleiro filosófico. Ela se choca intensamente com a teoria da relatividade de Einstein. A primeira insiste em que a realidade quântica é na verdade não local, uma mera probabilidade estatística. Einstein hesitou diante dessa ideia, e a sua teoria da

---

* Ver James Lovelock, *Gaia and the Theory of the Living Planet* (Londres: Gaia Books/Octopus, 2005).

relatividade afirma rigorosamente que a realidade está de algum modo "lá fora", ou seja, é local.

Tanto a teoria da relatividade quanto a teoria quântica certamente nos colocaram em contato com alguns paradoxos complicados, que deixam claro o ponto que o universo, ao contrário dos seres humanos, não se presta a ser comprimido em compartimentos conceituais. De qualquer modo, a teoria mencionada em segundo lugar também nos presenteou com ainda outra demonstração de uma profunda interligação.

Resumindo, a astrofísica, a física quântica e a ecologia — cada disciplina do seu jeito nos transmite a mesma verdade fundamental, ou seja, que nada que existe é realmente independente e nem está isolado de tudo o mais. John Muir escreveu o seguinte: "Quando tentamos escolher uma coisa isolada, descobrimos que ela está amarrada a tudo que existe no Universo."*

Os povos da antiguidade sabiam muito bem disso, mas depois da Renascença europeia, que introduziu uma nova mentalidade, passamos a acreditar que o ser humano é algo muito especial e separado da Natureza, ou até mesmo superior a ela. Da Renascença ao chamado Iluminismo e o esforço científico de controlar e dominar a Natureza por meio da tecnologia o passo dado foi relativamente pequeno. Já conhecemos o resultado a longo prazo dessa visão de mundo equivocada: a atual crise global, a qual no devido tempo deixará bem claro quem ou o que está no controle.

O processo mundial: comida por comida

A ideia da interdependência de todas as coisas foi inicialmente exposta no *Rig-Veda*, que é a mais antiga "escritura" conhecida em qualquer língua indo-europeia. Essa obra redigida em sânscrito arcaico e que, segundo se estima, recua a 5 mil anos, compreende 1.028 hinos contendo 10.600 versos.** Quase todos são invocações a divindades, mas alguns têm um quê filosófico e metafísico.

---

* John Muir, *My First Summer in the Sierra* (Boston, Massachusetts: Houghton Mifflin, 1911), p. 110.

** Os especialistas divergem com relação à época do surgimento do *Rig-Veda*. Aqueles que concordam com a questionável hipótese da invasão ariana formulada no século XIX tendem

No contexto atual, um dos hinos (10.90) em particular nos impressiona como sendo relevante. Trata-se do chamado Hino ao Homem, ou Purusha-Sukta, que contempla poeticamente o universo inteiro como originário do Homem Primordial, o Macranthropos, que representa a Singularidade original mencionada anteriormente. Embora, no início dos tempos, Macranthropos tenha surgido na forma do universo, ele além disso o transcende.

Uma concepção semelhante pode ser encontrada no *Atharva-Veda*, que talvez seja ligeiramente mais recente do que o *Rig-Veda*: Em um dos hinos (10.8), a suprema Singularidade é mitologicamente apresentada como o Criador Prajapati, que criou o universo e ainda assim o transcende. Ele, que é o perene Todo *(purna)*, é mais eminentemente visível como o Sol, que é na realidade, literalmente, o criador e sustentador do nosso "universo" local, o sistema solar. Muito antes de o Sol, uma estrela de meia-idade, finalmente deixar de emitir a luz e o calor vitais, algo que os astrofísicos nos dizem que não ocorrerá antes de aproximadamente 5 bilhões de anos, a vida em todo o sistema solar já terá se extinguido.

Esse hino védico fala do "fio estendido" que encadeia todas as criaturas, e o fio propriamente dito é considerado como residindo na Singularidade suprema, que é o fio de todos os fios, a incomensurável supercorda. Inspirados por essa noção arcaica, alguns filósofos vedantinos posteriores introduziram o conceito do "Si Mesmo que se estende como um fio" *(sutra-atman)*.* Como explicaram, esse Si Mesmo que se estende como um fio é a totalidade dos *corpos sutis* que constituem a "alma" de todos os seres vivos. O princípio vital, como eles o expressam, é como o fio que permeia um tecido. Ele anima todos os seres vivos dotando-os da capacidade de sentir e agir.

O Fio da Criação não é nada mais nada menos do que aquilo que chamamos de Teia da Vida. Ele reflete, no nível do universo manifesto, a unidade impecável que assinala a Realidade transcendental, ou Singularidade, como tal. Em outras palavras, o que se mostra como Singularidade no nível transcendental se apresenta como conexidade e interdepen-

---

a situar essa coleção de hinos entre 1200 e 1800 a.C. Entretanto, essa data parece excessivamente tardia. Ver Georg Feuerstein et al., *In Search of The Cradle of Civilization* (Wheaton, Illinois: Quest Books, 1998).

* Ver, por exemplo, *Panca-Dashi* (6.200) de Vidyaranya. O Si Mesmo que se estende como um fio também é conhecido como o Germe Dourado *(hiranya-garbha)*.

dência no nível empírico. A metafísica e a teologia lidam com o primeiro nível, enquanto a ecologia se ocupa do segundo. Curiosamente, a teoria quântica fica "em cima do muro", por assim dizer, o que é, sem dúvida, o motivo pelo qual ela alcançou uma grande popularidade fora do âmbito da física, embora poucos leigos possam afirmar compreendê-la. Nós tampouco afirmamos entendê-la.

Mesmo que a teoria quântica venha a se revelar errada ou apenas parcialmente correta, experiências demonstraram predominantemente uma extraordinária interdependência no nível subatômico. Essa interdependência se reflete em todos os outros níveis da existência, seja no biótico, social, psíquico ou cósmico.

Durante a era dos *Upanishads*, que se seguiu à era védica, a ideia da conexidade foi expressa no que poderíamos chamar de "misticismo do alimento". Assim, no trimilenário *Taittiriya-Upanishad* (2.2), lemos o seguinte:

> Do alimento, em verdade, todas as criaturas que habitam a Terra são criadas. Por meio do alimento apenas elas vivem e, além disso, nele elas finalmente se extinguem. Porque, verdadeiramente, o alimento está em primeiro lugar entre as coisas. Por essa razão é chamado de panaceia. Em verdade, aqueles que veneram o Supremo *(brahman)* como alimento certamente obtêm alimento. Porque, verdadeiramente, o alimento está em primeiro lugar entre as coisas. Por essa razão é chamado de panaceia. Do alimento todos os seres nascem e por meio do alimento eles crescem. [Todos] os seres comem e são comidos. Portanto são chamados de alimento (*anna*).*

Esse texto impressionante fala a respeito da ideia ecológica da Cadeia Alimentar. Ele sustenta que, no nível material da existência, todos os seres vivos são alimento uns para os outros. Os peixes grandes devoram os peixes pequenos, e os peixes pequenos comem peixes ainda menores.

Para sustentar o corpo humano, precisamos igualmente consumir outras formas de vida, sejam elas plantas ou animais. A maioria dos seres humanos opta por uma alimentação onívora, mas existem centenas de milhões de pessoas que, por causa de costumes, doutrinas reli-

* Tradução para o inglês de Georg Feuerstein.

giosas, considerações morais ou preocupações com a saúde adotaram uma alimentação vegetariana. Relativamente poucas pessoas são *vegans*, abstendo-se de todos os produtos animais (como leite, queijo, ovos, mel, peles, couro, lã, seda). Os *vegans* geralmente endossam uma intensa filosofia, cuja essência é não causar nenhum dano. Voltaremos em breve a este assunto.

Neste ponto, precisamos reconhecer que até mesmo as plantas são uma forma de vida. Elas talvez não tenham consciência, mas, como demonstraram algumas experiências, são sensíveis à luz e também a outras influências. Essa sensibilidade foi comprovada pelo físico bengali Jagdish Chandra Bose (1858-1937). Por meio de um crescógrafo, um dispositivo que ele havia inventado para medir o crescimento das plantas, ele demonstrou que elas possuem o equivalente de um sistema nervoso. Cresciam mais rápido na presença de uma música agradável mas murchavam quando expostas a um ruído dissonante. Depois de analisar a possível membrana elétrica das plantas, Bose passou a acreditar que as plantas podiam sentir dor e eram até mesmo capazes de responder à afeição. As suas constatações foram confirmadas por outros pesquisadores. Isso confere um significado completamente novo a gostar de brócolis ou espinafre. Agora, falando sério, se as plantas sentem dor, o que vamos fazer?

A fim de evitar causar dano, temos então que parar totalmente de comer? A resposta do Yoga seria que como estamos vivos, precisamos fazer tudo o que for necessário para manter a nossa existência física. Ao mesmo tempo, contudo, precisamos *minimizar* o dano que causamos a outros seres. Morrer de fome não é considerada uma solução aceitável.*

Além disso, de qualquer modo, a perfeita ausência do dano é impossível nesta esfera bastante imperfeita. A rigor, nem mesmo uma pessoa que pratique a inédia está isenta de matar alguma forma de vida, porque cada vez que respiramos, engolimos um sem número de seres microscópicos. Essa é uma constatação muito preocupante, que somente os monges jainistas levam totalmente a sério. O seu código de ética, elaborado por volta da época do Buda, exige que eles façam todo esforço

* A prática da morte voluntária (*sallekhana*) por meio do jejum extremo é tolerada no jainismo somente no caso de ascetas que estejam gravemente doentes, sem esperança de recuperação, e que sejam capazes de deixar conscientemente o corpo.

possível para evitar matar mesmo que a mais minúscula forma de vida. Eles filtram a água que bebem, usam um pano sobre a boca para evitar inalar insetos e limpam o caminho no qual andam, para que não pisem inadvertidamente em besouros ou formigas. Nem mesmo essas extremas precauções, contudo, são suficientes para evitar a destruição no nível microbiano.

O corpo humano fervilha de vida microscópica. Na realidade, o nosso corpo funciona como um planeta para literalmente centenas de trilhões de micróbios, algo equivalente a pouco menos de um quilograma. Existem vinte vezes mais micróbios no corpo humano do que células (estimadas entre 10 e 50 trilhões). Por conseguinte, o número de micróbios residentes no corpo excede o número de galáxias no universo conhecido por um fator de pelo menos 100.000.

Obviamente, alguns micróbios são prejudiciais ao nosso bem-estar físico. Estou me referindo aos responsáveis pela gripe, infecções, tuberculose, AIDS e assim por diante. Por outro lado, alguns micróbios são necessários para a conservação da nossa saúde, tanto que as bactérias no nosso intestino ajudam a decompor os alimentos que ingerimos. Outros vivem na nossa pele e na nossa boca, nas axilas, nos órgãos genitais e assim por diante, onde exercem várias funções úteis. Enquanto esse relacionamento simbiótico permanece equilibrado, tudo vai bem. Entretanto, quando a multidão de bactérias residentes no nosso corpo se torna excessivamente forte ou exigente, o corpo sofre.

É bastante fácil traçar um paralelo entre o que acaba de ser exposto e o nosso relacionamento com o planeta como um todo. Seis bilhões de pessoas vivendo predominantemente de uma maneira insustentável representam uma ameaça ao corpo planetário que chamamos Terra. Esta pesa aproximadamente 6 bilhões de trilhões de toneladas, e se admitirmos um peso médio de 35 quilogramas por pessoa (crianças e adultos, grandes e pequenas), a humanidade pesa em torno de 21 milhões de toneladas. Esse número gera uma proporção de aproximadamente 1:300 trilhões, a qual não é completamente diferente da proporção existente entre o peso de um único micróbio e o nosso corpo. Embora o peso total da humanidade seja insignificante em comparação com o peso da Terra, o impacto que exercemos é desproporcionalmente opressivo. Mais precisamente, o nosso impacto neste planeta tornou-se extremamente destrutivo. A nossa espécie se comporta como micróbios descontrolados.

Assim como devoramos a vida para permanecer vivos, uma vez que sucumbimos à morte, a não ser que optemos pela cremação, o nosso corpo é, por sua vez, consumido por criaturas vivas na forma de micróbios.

O texto dos *Upanishads* citado anteriormente chama atenção para outro ponto muito importante, que facilmente negligenciamos quando estamos concentrados em explicações materiais. O sábio anônimo que pronunciou essas palavras também se referiu à "veneração do Supremo" como um método certo de garantir "todo o alimento". Como devemos interpretar essas palavras?

Existem duas explicações. *Exotericamente,* essa declaração dá a entender que sempre que entramos espiritualmente em sintonia com o Manancial de toda a vida, com a suprema Singularidade, podemos esperar um efeito que na física é conhecido como "emaranhamento". Ele tem lugar quando sistemas oscilantes com uma diferente periodicidade se tornam sincrônicos da maneira como um batalhão de soldados marcha no mesmo passo.

Coloquialmente, esse fenômeno é entrevisto quando dizemos "Siga o fluxo!" A recomendação sugere que devemos renunciar à nossa luta egocêntrica para permitir que a nossa inteligência congênita mais ampla intervenha e guie o nosso comportamento.

Por outro lado, *esotericamente,* a declaração dos *Upanishads* é uma declaração sobre a união mística, ou autotranscendência extática. No estado extático, que é conhecido em todas as tradições religiosas-espirituais do mundo, experimentamos diretamente a Teia da Vida. Sentimos com uma imediação estonteante que o universo inteiro é um Todo perfeito no qual todos os seres e todas as coisas estão interligados.

No êxtase, é como se nossa consciência se propagasse por todo o cosmos. Nós nos tornamos o Macranthropos, o Homem Cósmico. A consciência, como se manifesta no êxtase, é o "fio" que permeia todas as coisas. No já citado *Taittiriya-Upanishad* (3.10.6-7), o sábio anônimo, que provavelmente também foi responsável pelo restante do texto, exclama:

> Oh, que maravilha! Oh, que maravilha! Oh, que maravilha!
> Eu sou Alimento! Eu sou Alimento! Eu sou Alimento!

Eu sou o Consumidor do Alimento! Eu sou o Consumidor do Alimento! Eu sou o Consumidor do Alimento!
Eu sou o criador da Poesia *(shloka)*! Eu sou o Criador da Poesia! Eu sou o Criador da Poesia!
Eu sou o primogênito da Ordem Cósmica *(Rita)*, anterior às divindades, [que residem] no centro da imortalidade!
Ele que me doa [como alimento], ele na realidade Me preserva!
Eu, que sou Alimento, consumo o Consumidor do Alimento!
Eu dominei o mundo inteiro!
O [meu] resplendor é como o Sol.*

O universo de múltiplas ligações cruzadas e interdependências é mitopoeticamente tanto o alimento quanto o consumidor do alimento, dependendo da nossa perspectiva (ou seja, dependendo de sermos aquele que consome ou que é consumido). Elevado a um estado de união mística, o sábio inspirado subsiste como a Testemunha transcende, ou Experimentador, de absolutamente tudo. Nessa condição, ele está universalmente presente tanto como "alimento" quanto como "consumidor do alimento".

Enquanto nos experimentamos como seres finitos — humanos ou não humanos — ou somos alimentos para outro ser ou estamos consumindo outros seres. Em contrapartida, na condição de consciência cósmica, nós nos experimentamos simultaneamente como todo o alimento e todos os que consomem o alimento.

Na ausência dessa elevação mística, temos bons motivos para cultivar a humildade, porque no final todo ser é alimento para outro. Até mesmo a mais voraz das criaturas, mais cedo ou mais tarde, sucumbirá à morte e, pelo menos nesse momento, se tornará um bocado apetitoso para outras.

Eis uma reflexão relacionada. Até mesmo no nível dos pensamentos, somos tanto alimento quanto consumidores de alimento. Absorvemos as ideias dos outros e, por sua vez, as nossas ideias se tornam "alimento

---

* Tradução para o inglês de Georg Feuerstein. A frase *shloka-krit*, aqui traduzida como "criador da poesia", indica que o sábio absorto no êxtase experimenta a si mesmo como a origem transcendental da proclamação secreta *(upanishad)*.

para os pensamentos"* dos outros. Em outras palavras, a interdependência que testemunhamos na biosfera também tem lugar na noosfera (a esfera das ideias).

A partir da perspectiva do Yoga, a maior aventura que possivelmente poderíamos empreender na vida é a busca da libertação. É por meio dessa busca que podemos descobrir diretamente o Fio da Vida transcendental, o "Si Mesmo que se estender como um fio".

Essa descoberta não é um mero vislumbre intelectual. É uma mudança em todo o nosso ser, pois por intermédio do estado de êxtase, descobrimos a nossa identidade com o Ser supremo que é o centro de toda a existência. O "Si Mesmo que se estender como um fio" é a nossa verdadeira natureza, a qual, quando a redescobrimos, dispersa a forte ilusão de que somos uma ilha isolada, separada de tudo e de todos. Nós *nos tornamos*, na consciência, o próprio Fio da Vida.

Essa é a essência da experiência da consciência cósmica, ou, na terminologia de Patanjali, samprajnata-samadhi, a identificação extática com um determinado objeto, desde um mero átomo ao universo como um todo. Podemos nos identificar consciente e extaticamente com todas as coisas, porque nós somos, na realidade, todas as coisas.

Reverência por toda a vida

Como vimos, uma das ideias centrais do Yoga é que nós nos tornamos aquilo que contemplamos com vigor ou persistência suficiente. Em outras palavras, moldamos a nossa realidade em função da energia que investimos em uma determinada coisa. E a coisa na qual investimos a nossa energia depende amplamente do nosso ponto de vista e dos nossos valores.

Se os nossos valores forem moldados pela esmagadora convicção de que habitamos um mundo material unidimensional destituído de profundidade espiritual, nós nos comportaremos de uma maneira compatível. Comeremos, beberemos e nos divertiremos, e com o tempo morreremos, esperando plenamente ser envolvidos por um vazio no momento

---

* Em inglês, essa frase encerra um duplo significado, já que "food for thought" (alimento para o pensamento) é uma expressão usual que significa que o assunto em pauta (alimento para o pensamento) merece, ou requer, uma reflexão posterior. (N. da T.)

da morte. A partir desse ponto de vista materialista, praticamente não haveria nenhuma razão para nos preocuparmos com a vida futura ou com as consequências a longo prazo das nossas ações na Terra.

O Yoga oferece um poderoso antídoto para essa visão superssimplificada, que tende a gerar valores e atitudes egocêntricos. Existem, sem dúvida, pessoas moralmente honradas e compassivas entre aquelas que abraçaram uma filosofia materialista. Entretanto, a sua ideologia humanista materialista e secular previsivelmente retardará o seu aprendizado a respeito do pleno potencial da humanidade, o que inclui a possibilidade do crescimento espiritual. A ideologia que escolheram as obriga, por exemplo, a descartar de imediato ideias valiosas como a libertação, a transcendência, o karma e a reencarnação, que são fundamentais para qualquer ética espiritual verdadeiramente abrangente.

Os seres humanos têm a extraordinária capacidade camaleônica da "simulação". Em outras palavras, se a nossa mente pressupõe que vivemos em um universo puramente material, ficamos propensos a nos comportar como criaturas materiais (biológicas). Entretanto, quando afirmamos que o universo é muito maior do que o mundo material, temos a tendência de nos comportar como criaturas capazes de sofrer uma enorme autotransformação por meio da qual podemos então descobrir a profundidade oculta da existência, a esplêndida dimensão do Espírito, ou *suprema* interligação.

Todos fazemos suposições básicas a respeito da existência. Até mesmo o ceticismo, o cinismo, o niilismo e a prática do "não dou a mínima" correspondem a uma postura quase filosófica. São "teorias" *ad hoc* baseadas em valores superficiais e ideias simplistas a respeito da vida. Isso é importante porque as nossas suposições básicas a respeito da vida são caracteristicamente expressas nas nossas atitudes e comportamentos, especialmente no nosso relacionamento com os animais e a Natureza como um todo.

Se temos o hábito de pensar apenas no nível material da existência, temos a tendência de encarar os animais (e frequentemente até mesmo outros seres humanos) como objetos exploráveis e a Natureza como um recurso inexaurível concebido para ser usado livremente por nós. Sugerimos que é precisamente essa atitude que é amplamente responsável pela atual crise ambiental.

Referindo-se a um estilo de vida verdadeiramente ecológico, baseado em sólidos princípios filosóficos, Arne Naess comentou:

> Nunca usem as formas de vida apenas como um recurso. Permaneçam conscientes do valor e da dignidade intrínsecos delas mesmo quando as usarem como recursos.*

A nossa falta de reverência pela vida como um todo é particularmente visível na crueldade com que exploramos o reino animal para obter comida e uma grande variedade de bens de consumo. Desejamos focalizar aqui o paladar das pessoas por carne e peixe, bem como por produtos alimentícios à base de animais, o que gera os mais diferentes tipos de importantes consequências ambientais que raramente são plenamente compreendidas.

A produção global anual de carne é de quase 300 milhões de toneladas, enquanto a produção total de leite excede 600 milhões de toneladas. O nosso apetite voraz se estende aos peixes. Anualmente, mais de 100 milhões de toneladas de peixe são coletadas dos oceanos. De acordo com uma estatística divulgada pela revista internacional *Nature* (15 de maio de 2003), 90% de todos os peixes de grande porte do oceano — como o peixe-espada, o marlin, o tubarão, o atum e assim por diante — desapareceram. Em outras palavras, temos pescado e consumido peixe em excesso. As toxinas produzidas pelo homem, particularmente o mercúrio, no oceano e em outras massas de água também desempenham um papel nessa inacreditável dizimação dos peixes de grande porte.

Algumas pessoas poderão argumentar que tudo isso deveria ser esperado com 6 bilhões de bocas para alimentar. Exatamente! Mas não podemos deixar as coisas como estão, achando que não há nenhum problema. Apenas as pessoas extremamente desinformadas ainda acreditam que 6 bilhões de pessoas podem viver neste planeta de uma maneira sustentável.

É bem verdade que se as nações desenvolvidas parassem de consumir em excesso e compartilhassem a sua abundância, os países mais pobres do mundo não teriam tantos milhões de pessoas literalmente morrendo

---

* Arne Naess, "The Place of Joy in a World of Fact", em *Deep Ecology for the Twenty-First Century*, org. por George Sessions (Boston, Massachusetts: Shambhala Publications, 1995), p. 360.

de fome e outros 850 milhões sofrendo de fome crônica todos os anos. No entanto, nem mesmo uma maior igualdade entre as nações ricas e o chamado Terceiro Mundo seria uma solução para a sobrecarga ambiental que a Terra está sofrendo.

A população mundial continua a aumentar em cerca de 90 milhões de pessoas por ano, número que excede a população do Vietnã, da Alemanha ou do Egito. No ritmo atual de crescimento, está previsto que a família humana perfaça um total de mais de 8 bilhões no ano de 2030. Não obstante, é extremamente improvável que isso aconteça, porque a devastação ambiental está relacionada com o crescimento populacional e o aumento do consumo, o que causará o colapso da biosfera.*

A China, com 1,3 bilhão de cidadãos, é a primeira nação a reconhecer o problema populacional e também a fazer alguma coisa a respeito dele. Algumas das medidas chinesas para controlar o crescimento populacional, como o aborto obrigatório, são claramente repreensíveis. Não obstante, devemos supor que outras nações, entre elas as democracias ocidentais, em breve também serão forçadas a adotar medidas draconianas. Essas medidas, sem dúvida, interferirão profundamente em algumas liberdades democráticas arduamente conquistadas.

Faz sentido pensar que, à medida que as condições ambientais se degradam cada vez mais, a produção de alimentos será seriamente afetada. Como mostraremos no próximo capítulo, a disponibilidade de água potável também está se tornando um problema cada vez mais crítico. **Para evitar o completo colapso da biosfera, a família humana terá que controlar voluntariamente o crescimento populacional.** Compreensivelmente, os líderes políticos do chamado "mundo livre" estão relutantes em controlar os direitos de reprodução das pessoas, mas realisticamente terão que, mais cedo ou mais tarde, seguir o exemplo da China.

A superpopulação representa, evidentemente, um enorme problema, mas o mesmo podemos dizer do consumo excessivo em geral e do consumo nas posições mais elevadas da cadeia alimentar. Isso nos conduz de volta ao exame da exploração do reino animal, da ingestão de carne e do vegetarianismo.

---

* Ver Donella Meadows, Jorgan Randers e Dennis Meadows, *Limits to Growth: The 30-Year Update* (White River Junction, Vermont: Chelsea Green, 2004).

Embora este tema seja bastante impopular até mesmo nos declarados círculos espirituais, temos que prestar a devida atenção a ele, porque quando as pessoas saboreiam um hambúrguer ou um bife, o que inclui muitos praticantes de Yoga, elas estão contribuindo para a degradação ambiental. Eis como isso acontece: são necessárias aproximadamente 40 milhões de toneladas de proteína vegetal para alimentar os 100 milhões de cabeças de gado dos Estados Unidos. No entanto, isso se converte em apenas 7 milhões de toneladas de proteína animal. Os Estados Unidos sozinhos poderiam alimentar 800 milhões de pessoas com os grãos que os seus animais de fazenda consomem.

Reflita sobre o seguinte: os consumidores de carne necessitam de pelo menos sete vezes mais terra do que os vegetarianos! Além disso, cada quilograma de carne bovina precisa de 13 mil litros de água. Falaremos sobre a crescente deficiência de água no Capítulo 3.

Segundo um relatório divulgado em 2006 pela Organização das Nações Unidas para Agricultura e Alimentação, os animais de fazenda ao redor do mundo são responsáveis por 18% das emissões de gases de efeito estufa, o que ultrapassa as emissões dos automóveis. Para ser preciso, os animais de fazenda geram 65% de óxido nitroso relacionado com os seres humanos (antropogênico), que, segundo consta, tem 296 vezes o potencial de aquecimento global do dióxido de carbono (CO_2), 37% de todo o metano relacionado com os seres humanos e 64% de amônia (uma das causas importantes da chuva ácida).

Em outras palavras, os animais de fazenda contribuem significativamente para o Efeito Estufa, que foi identificado pela primeira vez nos idos de 1824 e cuja existência foi finalmente oficialmente reconhecida pelo governo de quase todos os países do mundo. O nosso planeta está efetivamente se aquecendo, o que está ocasionando o aumento do nível do mar, furacões imensos, um clima imprevisível e muitas outras coisas.

Além disso, o pastoreio do gado degrada e desgasta a terra. As culturas agrícolas cultivadas para os animais de fazenda são borrifadas com pesticidas, o que polui os rios e, em última análise, o oceano, que já é afetado por níveis elevados de poluição. Os governos e as instituições privadas começaram a ter proibições e informes sobre o consumo de peixe, porque algumas espécies apresentam níveis significativos de substâncias químicas tóxicas resultantes da poluição causada pela indústria dos animais de fazenda e por outras indústrias.

Ao que consta, as "fábricas" de porco para engorda — das quais existem mais de 150 mil apenas nos Estados Unidos — são os principais poluidores da indústria de carne, poluindo a terra, o ar e a água. Mencionando apenas um dos inúmeros desastres, em 1995, uma laguna de três hectares de dejetos de porco para engorda na Carolina do Norte derramou 95 milhões de litros de esterco no New River. Estima-se que esse derramamento tenha matado 10 milhões de peixes. Quatro anos depois, quando o furacão Floyd atingiu o mesmo estado, outras cinco lagunas de dejetos de porco romperam e 47 foram inundadas, poluindo terra e água.

Em 2001, a Agência de Proteção Ambiental dos Estados Unidos obrigou cinco fazendas-fábricas de porcos para engorda em Oklahoma a fornecer gratuitamente água engarrafada para os residentes, porque as suas operações tinham contaminado terrivelmente a água potável do local. Infelizmente hoje sabemos que a água engarrafada não é necessariamente muito melhor do que a água tratada que cai das torneiras na nossa casa; na realidade, pode ser até pior.

No que diz respeito à poluição do ar, qualquer pessoa que more a favor do vento onde haja uma fazenda de porcos para engorda poderá prontamente atestar o fedor abominável. Esses porcos produzem uma enorme quantidade de esterco, que se converte nas perigosas substâncias químicas metano, amônia, dióxido de carbono e sulfeto de hidrogênio. O gás mencionado por último (H_2S) exerce um efeito particularmente adverso na saúde humana, e na presença de uma exposição intensiva e contínua pode causar um grave dano ao cérebro e até mesmo a morte.

Estima-se que haja um bilhão de cabeças de porco para engorda no mundo, com a China reivindicando a parte do leão com mais de 400 milhões e os Estados Unidos em um distante segundo lugar com cerca de 60 milhões. O porco é claramente a carne preferida no mundo inteiro. Infelizmente, essa preferência alimentar se faz acompanhar de um grande custo ecológico do qual o consumidor geralmente não se apercebe. *Caveat emptor!**

---

* Em latim, "Que o comprador se cuide", ou seja, compre sem garantia, ao seu próprio risco. (N. da T.)

Muito mais poderia ser dito e, na realidade, tem sido dito, a respeito das terríveis consequências ambientais do consumo de carne.*

Muitas coisas também têm sido escritas a respeito do impacto negativo da ingestão de carne no nosso bem-estar físico. O consumo de carne tem sido relacionado com doenças cardiovasculares, câncer, diabete e osteoporose.**

Na sua tentativa de obter maiores lucros, a indústria dos animais de fazenda tem adotado práticas que representam um grave desafio à saúde não apenas dos animais mas também dos consumidores de carne. Os animais são rotineiramente tratados com antibióticos e hormônios do crescimento. Nos Estados Unidos, aproximadamente 1,2 milhão de tonelagens métricas de antibióticos são adicionadas anualmente à ração animal. Além de promover a doença em vez da saúde nos animais de fazenda, essas substâncias acabam indo parar no corpo dos consumidores de carne, onde contribuem para o desequilíbrio hormonal, interferem no sistema reprodutor e podem causar diversos tipos de câncer.

Talvez as fileiras de vegetarianos nos países ocidentais estejam aumentando porque as pessoas estão começando a compreender que a carne que elas comem tornou-se prejudicial para o consumo humano.

Além das preocupações com o ambiente e a saúde, também precisamos contemplar a questão ética da imensa crueldade praticada contra os animais pela indústria da carne, especialmente nas "fazendas-fábricas". Os bezerros são obrigados a ingerir uma alimentação sem graça no lugar do leite, e o gado é alimentado com partes invendáveis da sua própria espécie. Os frangos são desbicados (sem anestesia) e criados em gaiolas de arame agonizantemente pequenas onde qualquer movimento é impossível. Os galos jovens são considerados imprestáveis, de modo que são mortos com dióxido de carbono ou simplesmente cortados vivos em pedaços. Os patos e os gansos recebem um tratamento ainda pior. Os porcos têm o rabo cortado e são mantidos em minúsculos cercados no escuro, e assim por diante. A carnificina final desses animais é tipi-

---

* Ver, por exemplo, John Robbins, *A New Diet for America* (Tiberon, Califórnia: H. J. Kramer, repr. 1998).

** Ver, por exemplo, William Harris, *The Scientific Basis of Vegetarianism* (Honolulu: Hawaii Health Publishers, 1998). Trechos desse livro podem ser encontrados online em www.vegsource.com/harris/book_contents.htm.

camente brutal. Em 1971, Dirck Van Sickle escreveu o seguinte no seu livro *The Ecological Citizen*, que ainda pode ser lido:

> Existe uma imoralidade fundamental quando porcos, ou quaisquer outros animais, são criados em condições frequentemente tão intoleráveis que somente a administração de fortes drogas interrompe o colapso, ou *dieback*, repentino. Toda forma de vida deve pelo menos ter a oportunidade, até onde a sua consciência o permitir, de ter espaço para se movimentar e experimentar a luz do sol e também as outras alegrias de simplesmente estar viva.*

Qualquer pessoa que já tenha assistido a algum documentário da PETA** sobre o tipo de crueldade praticada em larga escala contra os animais pela indústria da carne reconhecerá a magnitude deste problema. A nossa dívida (kármica) para com o reino animal é grandiosa. Só podemos recomendar que você se obrigue a assistir ao documentário "Meet Your Meat" exibido em www.meat.org.

Avisamos que não será uma experiência agradável! Pelo contrário, ela provavelmente o fará ter vontade de vomitar ou chorar. Mas é a sombria realidade por trás da carne primorosamente exposta nas prateleiras dos supermercados e dos pratos de carne habilmente decorados servidos nos restaurantes.

Os praticantes de Yoga, e na verdade todas as outras pessoas, precisam saber como são produzidos a carne e outros alimentos que consomem. Além de se ocupar da Realidade transcendental, ou Espírito, o Yoga também se ocupa da realidade da vida do dia a dia.

Os praticantes de Yoga gostam de falar a respeito da totalidade, da saúde e da harmonia. Nenhum desses três ideais está presente em um estilo de vida com um consumo exagerado e irrefletido de carne. Nós dois seguimos uma alimentação vegetariana há anos, e ambos sentimos que mesmo que uma dieta sem carne fosse prejudicial à saúde, não consumiríamos carne por todas as razões que acabam de ser mencionadas.

---

* Dirck Van Sickle, *The Ecological Citizen* (Nova York: Harper Perennial, 1971), p. 72.

** Sigla da organização que luta pelos direitos dos animais, People for the Ethical Treatment of Animals, cuja tradução literal é "Pessoas pelo Tratamento Ético dos Animais". (N. da T.)

Há séculos, literalmente centenas de milhões de pessoas vicejam com uma alimentação vegetariana, e não há necessidade de sobrecarregar o nosso estômago e o trato intestinal obrigando-os a decompor a carne e derivados da carne. Durante muitos anos, os médicos particulares de Sua Santidade o Dalai Lama recomendaram que ele seguisse uma alimentação à base de carne, embora ele já desse preferência, havia muito tempo, à culinária vegetariana. No dia 5 de abril de 2005, o Dalai Lama anunciou publicamente que a cozinha da sua residência em Dharamsala, Índia, havia se tornado totalmente vegetariana. Desde então, ele vem recomendando com insistência que a comunidade budista tibetana siga o seu exemplo.*

Sua Santidade o Karmapa, o líder espiritual da Ordem Kagyu, fez declarações bastante semelhantes.** Os dois grandes líderes do budismo tibetano promovem o vegetarianismo, porque a alternativa envolve causar dano a outros seres. Essa atitude representa uma grande evolução no budismo tibetano contemporâneo, com sinais de um inequívoco retorno aos ensinamentos originais do Buda.

Não existe nenhuma dúvida a respeito do assunto: na condição de praticantes de Yoga, precisamos levar muito a sério a virtude tradicional de não ferir* *(ahimsa)*. Isso significa que precisamos examinar com um olho crítico os nossos hábitos alimentares e, se necessário, alterá-los. Todas as formas de vida merecem o nosso respeito.**

O médico e teólogo alemão Albert Schweitzer, que ganhou o Prêmio Nobel da Paz pelo seu trabalho humanitário na África, criou a frase "reverência pela vida". Não podemos pensar em uma expressão melhor para descrever a atitude fundamental do Yoga para com todos os seres. Toda vida é sagrada. Algumas pessoas têm um problema com relação à palavra "sagrada", mas "reverência", "respeito" ou "cuidado" são igualmente adequadas.

O budismo Mahayana oferece a maravilhosa ideia de que todos os seres sencientes, o que, sugerimos, corresponde na realidade a todos os

---

* Ver http://www.shabkar.org/teachers/tibetanbuddhism/dalai_lama.htm.

** A declaração de Orgyen Trinle Dorje, o Karmapa XVII, pode ser lida em www.shabkar.org/teachers/tibetanbuddhism/orgyen_trinle_dorje.htm.

*** A palavra *Ahimsa* (não ferir) é em geral traduzida como "não violência", embora tenha um sentido mais fundamental. Comentário extraído da *Enciclopédia de Yoga*, da Pensamento. (N. da T.)

seres vivos, são as nossas Mães. Isso significa que devemos tratar todos os seres como trataríamos uma mãe amorosa, isto é, com carinho e consideração. Voltamos a citar o ecosofista e ativista ambiental Arne Naess:

> Feri milhares de indivíduos da minúscula planta ártica, *Salix herbacea*, desde que, há dez anos, passei a viver nas elevadas montanhas da Noruega e me sentirei forçado a continuar pisando nelas enquanto ali residir. Mas nunca senti a necessidade de justificar esse comportamento por achar que elas têm menos direito de viver e florescer (ou que elas têm um menor valor intrínseco como seres vivos) do que outros seres vivos, inclusive eu mesmo. ... O vasto fluxo da poesia da natureza, ao longo de milhares de anos, talvez seja a melhor fonte de confirmação do difundido reconhecimento intuitivo do *mesmo* direito de todos os seres de viver e florescer.*

* Arne Naess, "Equality, Sameness, and Rights", in *Deep Ecology for the 21st Century*, org. por George Sessions (Boston, Massachusetts: Shambhala Publications, 1995), pp. 223-24.

3

FLUTUANDO NO OCEANO CÓSMICO

O líquido amniótico do universo

O hidrogênio (H) é o mais leve e também o mais abundante elemento do universo. Ele contém um único elétron. Ele aparece com mais frequência em um estado diatômico (tendo dois átomos), como H_2. Os astrofísicos nos dizem que 75% da massa de toda a matéria do cosmos é composta de gás hidrogênio, que é inodoro, insosso e incolor porém altamente inflamável (o que foi evidenciado em 1937 quando o imponente dirigível *Hindenburg* se desintegrou rapidamente diante de milhares de espectadores). O hidrogênio está espalhado pelo espaço interestelar a uma densidade extremamente baixa. Nas estrelas, assim como no nosso Sol, ele existe em um estado de plasma e está tão altamente comprimido que se converte em hélio, que é o processo nuclear que faz com que as estrelas brilhem com tanta luminosidade.

O hidrogênio é o terceiro elemento mais abundante na Terra, depois do oxigênio e do silício. Ele só existe em várias combinações químicas com outros elementos, particularmente hidrocarbonetos e oxigênio. Quando combinado com o oxigênio, o hidrogênio forma água (H_2O). Curiosamente, a superfície da Terra é coberta por cerca de 71% de água, o que também, na realidade, é o percentual aproximado de água presente no corpo humano adulto.

Você se lembra do tradicional ditado "Como é dentro, assim é fora"? Os elementos que existem à nossa volta na Natureza, como era de se prever, também compõem o corpo humano. Eis a composição física do nosso microcosmo humano:

1. oxigênio (65%)
2. carbono (18%)

3. hidrogênio (10%)
4. nitrogênio (3%)
5. cálcio (1,5%)
6. fósforo (1,0%)
7. potássio, enxofre, sódio, magnésio, cobre, zinco, selênio, molibdênio, flúor, cloro, iodo, manganês, cobalto, ferro, lítio, estrôncio, alumínio, silício, chumbo, vanádio, arsênico, bromo (conjuntamente 1,5%)

A partir da perspectiva dos elementos, somos predominantemente oxigênio, mas, como foi mencionado anteriormente, o oxigênio se combina com o hidrogênio para formar a água de modo que, quimicamente falando, correspondemos a um oceano em miniatura. Isso é bastante apropriado, porque os biólogos nos informam que a vida teve origem nos oceanos. Os médicos estão convencidos de que não podemos esperar viver muito além de três semanas sem beber água. Assim, a água é, de fato, a substância da vida.

A importância superlativa da água é apreendida em um grande número dos mitos de criação do mundo. O *Rig-Veda*, por exemplo, menciona com frequência que o cosmos criado tem a sua origem nas águas cósmicas. Por conseguinte, o conhecido Hino da Criação (10.129) menciona a insondável profundidade aquosa *(ambhas)* — a infinidade do "espaço" transcendental — dando à luz o mundo.

A água encerrava vários níveis de significado para os pensadores da civilização védica. No nível simbólico-metafísico, a água representava a imponderável Realidade anterior ao surgimento do espaço-tempo. No nível psicológico, denotava o solo fértil da mente mais profunda (ou inconsciente). No nível concreto, a água era vista como o grande agente de purificação.

Nesta última função, a água não apenas limpa a sujeira da pele como também purifica internamente o corpo. "Nas águas está a ambrosia; nas águas está o bálsamo curativo", observa um dos versos do *Rig-Veda* (1.23.19). O poder purificador da água se estende às dimensões emocionais e espirituais do nosso ser. Podemos reconhecer prontamente esse fato quando, depois de um dia estressante, tomamos um banho de chuveiro e lavamos a sujeira externa acumulada e as "impurezas" internas, ou tensões. Também podemos identificar o aspecto purificador, rejuvenescedor e curativo da água quando, em um dia quente de verão, bebemos um copo de água pura e fresca para saciar a sede.

Tendo em vista a orientação do Yoga em direção à autopurificação, não é de surpreender que essa tradição espiritual tenha desenvolvido um elaborado simbolismo aquoso e também utilizado cuidadosamente a água no seu repertório de práticas. Os textos do Hatha-Yoga, por exemplo, recomendam que os adeptos tomem banhos purificadores em um rio de água corrente, borrifem-se com água e ofereçam libações. Todas essas práticas devem ser realizadas de uma maneira ritualística (atenta), prestando-se a devida atenção ao componente psicológico do poder purificador da água.

O *Gheranda-Samhita* (1.44), um clássico manual de Hatha-Yoga datado de 1650 d.C., inclui enemas de água e também duchas nasais na rotina que recomenda. Além disso, esse texto (4.22) fornece a estipulação alimentar de que o praticante de Yoga deve encher o estômago pela metade com comida e um quarto com água, deixando um quarto vazio. O *Hatha-Tattva-Kaumudi* de Sundaradeva (4.22), datado de aproximadamente 1750 d.C., recomenda especificamente a ingestão de água da chuva.

Todas essas práticas tradicionais partem do princípio que a água utilizada é limpa e pura. Tristemente, hoje em dia, não podemos mais tomar banhos seguros nos rios ou beber água da chuva. Os nossos rios, com frequência, estão altamente poluídos, e, em muitas áreas, a chuva se tornou tão ácida que está destruindo rochas e prédios, inclusive antiguidades consagradas pelo tempo como as pirâmides do Egito e do México.

Foi demonstrado que até mesmo a dispendiosa água engarrafada que muitos praticantes de Yoga costumam carregar consigo é pouco melhor, ou até mesmo pior, do que a água que corre nas torneiras da nossa casa. Ao lado de outras coisas, as garrafas de plástico têm um custo ambiental muito elevado. O engarrafamento da água é hoje uma indústria de âmbito mundial de 40 bilhões de dólares! As garrafas de plástico também representam um grave risco à saúde, porque infiltram na água o metal tóxico antimônio, o que pode causar náusea, tontura e depressão, e, em doses elevadas, pode ser até mesmo fatal. Outro grupo de substâncias químicas perigosas encontradas na água engarrafada em plástico são os ftalatos, que causam estragos no sistema endócrino.

Nas suas viagens como porta-voz ambiental, David Suzuki ressalta corretamente que se não podemos confiar na água que corre nas nossas torneiras, deveríamos estar "criando um tremendo caso"* com as autoridades municipais.

Como mostraremos a seguir, a água não é mais a água da vida. Em alguns casos, ela se tornou exatamente o oposto, ou seja, a portadora da doença e da morte. Levando em conta que os médicos recomendam que bebamos de cinco a dez copos de 240 ml de água por dia, isso representa um sério dilema. Começamos a nossa síntese pelo oceano, que evolucionariamente é o berço da vida na Terra. Ele também confere ao nosso planeta a sua cor azul característica quando é avistado do espaço cósmico, o que seria um indício revelador de uma possibilidade de vida para quaisquer extraterrestres com uma base de carbono que pudessem estar passando pelo nosso sistema solar. Entretanto, quando eles se aproximassem da bola azul pendurada no espaço, também divisariam a grande bruma marrom de densa poluição sobre partes das massas continentais, o que lhes daria a impressão de que as formas de vida no nosso planeta não são, afinal de contas, completamente inteligentes.

A situação problemática dos oceanos

O oceano, que forma uma única massa de água salgada contínua mas é geralmente dividido em cinco regiões (chamadas "oceanos"), cobre uma área de 361 milhões de quilômetros quadrados, ou 70% da superfície terrestre. O seu volume estimado é de aproximadamente 1.340 milhões de quilômetros cúbicos. Que incrível vastidão! E no entanto, inacreditavelmente, conseguimos poluir completamente os oceanos Pacífico, Atlântico, Índico, Antártico e Ártico junto com os diversos mares que lhes são associados, como o Mediterrâneo e o Mar Negro.

Eu (Georg) lembro-me de como me senti desanimado quando, aos vinte e poucos anos, estava lendo o livro *Ra* de Thor Heyerdahl e me deparei com o seu comentário de que ele tinha visto lixo flutuando perto da sua jangada de papiro no meio do Atlântico. Eu não conseguia compreender como uma vastidão tão grande poderia exibir qualquer

* David Susuki em uma entrevista para a CBC news, em 1º de fevereiro de 2007.

indício de poluição causada pelo homem. Desde a sua ousada expedição *Kon-Tiki*, que o levou a percorrer 7 mil quilômetros através do Pacífico numa balsa de madeira em 1947, o lixo (principalmente de plástico) que flutua nas ondulações do oceano aumentou exponencialmente. Nos anos que se seguiram à expedição *Ra* em 1970, a situação piorou ainda mais.

Em 1997, Charles Moore, que tem um caso de amor vitalício com o oceano, viajou no seu catamarã de 15 metros para uma área desolada conhecida como Redemoinho Subtropical do Pacífico Norte. Trata-se de uma extensão do oceano que abrange cerca de 26 milhões de quilômetros quadrados onde a água gira lentamente no sentido horário. Os marinheiros a evitam devido à ausência de vento no local.

Moore dirigiu-se diretamente para esse vórtice e descobriu uma verdade muito feia. A área inteira se tornara um depósito de lixo para milhões de objetos de plástico flutuantes. Pesquisas subsequentes revelaram que esses objetos estavam se decompondo em minúsculos fragmentos, que depois se entretecem com o plâncton, o alimento de abundantes criaturas marinhas. Hoje conhecido como "Remendo de Lixo", esse lugar aterrorizante é um verdadeiro coquetel de toxicidade. (Falaremos mais no Capítulo 4 a respeito da herança mortífera dos plásticos.)

Nesse meio-tempo, investigações identificaram vários outros redemoinhos semelhantes no oceano, nos quais objetos de plástico circulam a esmo até que se tornam uma sopa de minúsculas partículas fatais, destinadas a existir durante milhares de anos e progressivamente destruir a vida marinha. Particularmente deplorável é o fato que a maior parte dos objetos que flutuam nos oceanos não são provenientes dos navios e sim da terra.

Por reconhecer os inúmeros problemas relacionados com o oceano criados pelos homens, as Nações Unidas declararam 1998 o ano Internacional do Oceano para conscientizar mais as pessoas no mundo inteiro. Da nossa parte, somos de opinião que esse reconhecimento deveria ser anual, porque o oceano é o manancial da vida. Quando o oceano se extinguir, todos morreremos. Quais são, então, esses problemas?

Como você talvez tenha adivinhado, um grande responsável pela poluição oceânica é a navegação, que representa cerca de 90% de todo o comércio por volume entre os 25 estados-membros da Comunidade Europeia e cerca de 80% de todas as mercadorias que entram e saem dos Estados Unidos.* A navegação é responsável por aproximadamente 12% do total da poluição marinha causada por atividades humanas. Isso envolve práticas sórdidas de poluição como a descarga da água de lastro; o descarte de entulho marinho, de material residual e também da água suja com os dejetos humanos e animais que viajam nos navios; derramamentos de óleo e de substâncias químicas perigosas, entre elas — acreditem ou não — materiais radioativos.

Como se essa lista de falhas ambientais não fosse suficiente, a navegação também contribui para a poluição sonora e do ar. No caso desta última, o papel da navegação na poluição do ar só foi adequadamente avaliado nos anos mais recentes. É difícil de acreditar, mas os aproximadamente 90 mil navios que transitam pelos oceanos liberam mais dióxido de enxofre do que todos os carros, caminhões e ônibus da Terra combinados. Além disso, esses navios são responsáveis por um sexto da poluição causada pelo óxido de nitrogênio no mundo. Além disso, as emissões de dióxido de carbono do setor da navegação internacional excedem o total das emissões de gases de efeito estufa aceito pela maioria das nações industrializadas que assinaram o Protocolo de Kyoto (1997). Chega de falar na navegação marítima comercial.

Os navios de cruzeiro formam uma classe à parte, como grandes poluidores. Graças a Ross Klein, professor de assistência social que já participou de mais de trinta cruzeiros, todos podemos ter uma imagem muito mais clara do lado desagradável dessa crescente indústria.** Nós nos sentimos obrigados a chamar a atenção para o assunto, porque, hoje em dia, é muito popular participar de "cruzeiros de Yoga" com as estrelas do Yoga contemporâneo. Imaginamos que poucos, e talvez nenhum, dos professores e alunos envolvidos nessa moda recente saibam exata-

---

* Ver o relatório *Air Pollution and Greenhouse Gas Emissions from Ocean-going Ships: Impacts, Mitigation Options and Opportunities for Managing Growth,* publicado pelo The International Council on Green Transportation, março de 2007. Disponível em formato PDF.

** Ver Ross A. Klein, *Cruise Ship Blues: The Underside of the Cruise Industry* (Gabriola Island, B. C.: New Society Publishers, 2002) e *Cruise Ship Squeeze: The New Pirates of the Seven Seas* (Gabriola Island, B.C.: New Society Publishers, 2005). Gostaríamos de mencionar aqui o incrível trabalho realizado pela New Society Publishers ao tornar amplamente disponíveis exposições cruciais de fatos comprometedores em diversas áreas.

mente o quanto os cruzeiros são destrutivos. Eis alguns fatos sobre os quais devemos refletir.

Os navios de cruzeiro despejam regularmente no oceano óleo e substâncias químicas perigosas, bem como água residual e dejetos, e, quando são surpreendidos, a companhia do navio prefere pagar as multas relativamente modestas em vez de modificar a sua política. De acordo com a Agência de Proteção Ambiental dos Estados Unidos, cada passageiro gera aproximadamente 378 litros de água residual, o que inclui cerca de 40 litros de dejetos. Multiplique esse número por vários milhares de passageiros por navio. Os passageiros também geram resíduos inflamáveis, resíduos alimentares e resíduos de vidro e de lata que totalizam 3,5 quilogramas por dia, os quais, com demasiada frequência, vão parar no fundo do mar. Isso equivale a dezenas de milhares de toneladas por ano! Simplesmente não há como justificar esse espalhamento de lixo e essa contaminação injustificados do oceano.

Mudando agora de uma perspectiva ambiental para uma social, é importante que tenhamos conhecimento de que os empregados que trabalham nos navios de cruzeiro tipicamente trabalham 16 horas por dia, sete dias por semana, com salários abaixo do mínimo, e são alojados em acomodações precárias. Em outras palavras, eles trabalham incansavelmente para satisfazer o amor pela boa-vida dos passageiros e a ganância dos donos das empresas. Em 2004, a indústria de cruzeiros norte-americana teve um lucro líquido de mais de 2,5 bilhões de dólares!

Desde o final da década de 1950, quando as viagens transoceânicas se tornaram populares, a indústria dos cruzeiros vem construindo navios cada vez maiores. Hoje, navios de 100 mil toneladas ou mais podem transportar mais de 3 mil passageiros. As companhias de cruzeiros estão constantemente competindo pela maior tonelagem e pela maior capacidade de passageiros. A Carnival Cruise Lines, a maior do mundo, está atualmente construindo um navio de 170 mil toneladas com uma capacidade para 5 mil passageiros e uma tripulação de 1,5 mil pessoas. Um navio desse porte representa uma pequena cidade flutuante no oceano a um enorme custo (amplamente oculto) para o ambiente marítimo.

A não ser que os governos intervenham, praticamente nenhuma parte dos enormes lucros da indústria será direcionada para a eliminação da poluição ou da purificação da enorme bagunça deixada na esteira dos navios de cruzeiro. À semelhança do que acontece em outras indústrias, a pressão para que as empresas obedeçam aos padrões ambientais existentes, arduamente conquistados, precisa vir do público. De vocês e de nós!

Ross Klein apresenta nos seus livros uma grande quantidade de outros dados alarmantes, entre eles a higiene inadequada, a assistência médica e a segurança a bordo dos navios de cruzeiro. A intoxicação alimentar, o roubo, o assédio sexual, a exploração sexual de funcionários do sexo feminino e o estupro são tão comuns nos navios quanto o são na terra em comunidades de igual tamanho, só que nos primeiros essas coisas são desprovidas das proteções e precauções existentes em terra.

A fonte mais significativa de contaminação corresponde ao sem número de rios poluídos que deságuam no oceano. Vamos abordar este assunto a seguir.

Rios e lagos da morte

Estima-se que o nosso planeta ostente mais de 100 mil rios. O Amazonas, o maior (mas não o mais longo) rio da Terra, tem mais de mil afluentes, muitos dos quais, por sua vez, têm os seus próprios afluentes. O rio Mississipi, que banha cerca de 40% dos Estados Unidos continentais, tem a distinção nada invejável de ter sido até recentemente a via navegável mais poluída do planeta, derramando anualmente cerca de 1,5 milhão de toneladas métricas de poluentes de nitrogênio no Golfo do México e criando uma zona costeira morta. A cada ano, as vias navegáveis dos Estados Unidos têm o ônus de precisar absorver cerca de 4,5 trilhões de litros de água de esgoto bem como de resíduos agrícolas e industriais sem tratamento.

Nesse meio-tempo, em decorrência da rápida industrialização da China, o Rio Huaihe ultrapassou o Mississipi no índice de poluição. O rio chinês está gravemente poluído com petróleo, amoníaco, nitrogênio, permanganatos, fenóis voláteis, mercúrio e outros contaminantes que asfixiam a vida aquática. As outras grandes vias navegáveis do país, como os sistemas do Rio Yangtze, do Rio Amarelo, do Rio Si Jiang e do Rio Songhuajiang, não ficam muito atrás.

A China, que também abriga sete das dez cidades mais poluídas do mundo, está enfrentando uma enorme degradação ambiental, o que deveria ser um aviso para todas as outras nações em desenvolvimento. A água potável tornou-se uma urgente prioridade, já que 90% da água urbana do país está poluída, e segundo a Agência de Notícias Xinhua, uma autoridade do governo declarou publicamente que 410 mil pessoas são anualmente vítimas diretas da poluição, o que é provavelmente uma flagrante meia verdade. O nosso motivo para fazer essa afirmação é que, de acordo com o Ministério de Recursos Aquíferos da China, mais de 300 milhões de residentes das áreas rurais não têm acesso a uma água potável segura, e cerca de 190 milhões de pessoas bebem uma água contaminada que é reconhecidamente prejudicial à saúde.

O acesso à água em geral tornou-se um problema na República Popular da China, o que é uma das razões pelas quais essa nação construiu nada menos do que 19 mil grandes barragens, enquanto os Estados Unidos construíram 5.500 e a Índia 4.300. No entanto, as barragens são imensamente devastadoras para o ambiente, em parte por causa do deslocamento tanto de seres humanos quanto não humanos (inclusive a flora) e da perda de terra e do meio de vida, e em parte devido ao seu papel na disseminação de doenças transportadas pela água. É claro que outro motivo para a construção de grandes barragens é o apetite insaciável por eletricidade da parte do mundo industrializado ou em processo de industrialização.

A situação é lamentavelmente semelhante na Índia, país que, depois da China, é o único cuja população excede um bilhão de pessoas. Catorze por cento da extensão total do Rio Ganges, considerado sagrado por milhões de hindus, que é de 6 mil quilômetros, foi classificada como severamente poluída. Noventa por cento de todos os outros rios são considerados moderadamente poluídos. Os esgotos domésticos e os poluentes industriais são os principais contaminantes dos rios, onde causam a hipoxia, ou deficiência de oxigênio. Eles também se infiltram com frequência no precioso lençol freático, causando uma séria deficiência de água potável. Espantosamente, o Conselho Central de Controle da Poluição da Índia está examinando um ambicioso plano que ligaria 37 rios importantes no que poderia resultar em uma rede mortífera de poluição cruzada.

A China e a Índia estão geograficamente distantes das Américas, onde reside a provável maioria dos nossos leitores, de modo que os problemas desses países podem parecer um tanto remotos e irrelevantes para nós.

Essa perspectiva, no entanto, é completamente errada. Não podemos mais nos dar ao luxo de ser etnocêntricos. **A poluição dos outros países também é nossa, e a nossa poluição é deles. Habitamos a mesma biosfera, que está a caminho de sofrer um colapso.** Todas as pessoas, especialmente nós, que moramos em nações industrializadas ou em desenvolvimento, somos corresponsáveis pela condição atual do mundo, bem como pela limpeza que se faz urgentemente necessária. A ideia de que a humanidade é uma única família não é apenas um *slogan* religioso, mas uma realidade que agora precisa permear todas as nossas ações individuais, sociais, econômicas e políticas.

Desse modo, falando a partir de um ponto de vista prático, quando compramos bens de consumo fabricados na China, na Índia ou em qualquer outro lugar do mundo onde os padrões ambientais são baixos, inevitavelmente contribuímos para a poluição global. Na realidade, também fazemos isso sempre que compramos qualquer coisa que envolva o transporte a longa distância por terra, pela água ou pelo ar.*

A água do rio provém basicamente da água armazenada (lençóis subterrâneos, lagos ou geleiras) ou que escoa devido à precipitação. Constatou-se que todas essas fontes contêm contaminantes produzidos pelo homem. Eles se tornam concentrados quando os rios descem os morros em direção ao seu destino final, seja este o oceano ou um dos numerosos lagos existentes no planeta. Neste momento, todos os incontáveis rios da Terra estão mais ou menos poluídos, sendo que a maioria está mais poluída do que menos. Muitos grandes rios deságuam no oceano, onde contribuem para fomentar a contaminação marinha.

As primeiras civilizações humanas surgiram às margens dos rios de grande porte: o Indo e o Sarasvati na Índia, o Nilo no Egito, o Tigre e o Eufrates na Mesopotâmia, e o Yangtze na China. Eles fertilizavam o solo, forneciam uma fonte de alimentos e água potável, além de funcionar como avenidas de transporte. Hoje, os rios estão quase que universalmente mostrando sinais de deterioração ambiental, e o seu papel que um dia foi de dar a vida está rapidamente se transformando no seu oposto.

Riachos, rios e lagos estão rapidamente se tornando letais para a vida aquática e humana. É difícil acreditar que 40% dos rios e quase a metade

---

* Ver a nossa discussão sobre a dieta das 100 milhas no Capítulo 5.

dos lagos dos Estados Unidos, por exemplo, deveriam ser considerados inadequados para a pesca e a natação.

Até mesmo nos idos do final da década de 1960, quando eu (Georg) fazia caminhadas nas montanhas da Escócia, ainda me sentia à vontade com relação a bebericar a água fresca e deliciosa que borbulhava de uma fonte no alto de um grande penedo coberto de musgo. Quando eu (Brenda) costumava acampar no início da década de 1970, eu e outras crianças bebíamos livremente a água dos lagos e dos rios na região norte de Saskatchewan. Nenhum de nós jamais sentiu quaisquer efeitos adversos por fazer essas coisas. Hoje em dia, nenhuma pessoa sensata iria querer provar a água de um riacho ou de um rio sem saber o que está acontecendo mais acima. E como mostrará a próxima seção, mesmo assim existe um risco.

Acidez vinda de cima, radioatividade vinda de baixo

A precipitação sob a forma de chuva, neve ou orvalho, como já foi mencionado, é uma das maneiras pelas quais os rios tornam a se encher. Desde meados do século XIX, os cientistas conhecem o fenômeno da chuva ácida, ou seja, a chuva com um valor de pH baixo.* Foi um dos efeitos colaterais inesperados da Revolução Industrial e que se revelou difícil de controlar, que dirá eliminar.

Assim como usamos o vinagre para azedar o leite ou limpar o metal, a chuva ácida exerce um efeito semelhante no ambiente. Ela elimina nutrientes e minerais essenciais e mata peixes, pássaros e insetos, e tem sido associada à asma e a outros sintomas indicativos de distúrbios na saúde dos seres humanos. Além disso, a chuva ácida exerce um efeito nocivo nos prédios, inclusive nos preciosos monumentos históricos.

Os principais culpados pela chuva ácida são os compostos químicos de enxofre e nitrogênio, como aqueles liberados naturalmente nas erupções vulcânicas e os criados artificialmente e liberados pelas chaminés

* O valor do pH de um líquido indica a sua alcalinidade ou acidez em uma escala de 0 a 14. Enquanto o pH7 é neutro, o vinagre, por exemplo, que tem um valor de pH de 2,4, denota uma acidez elevada. A chuva ácida é em geral definida como a chuva com um valor de pH inferior a 5,6.

das fábricas e das centrais elétricas, bem como pelos escapamentos das centenas de milhões de automóveis em todo o mundo.

A chuva, que um dia foi considerada uma bênção, tornou-se uma aliada questionável e, às vezes e em muitas partes do planeta, uma verdadeira inimiga. Durante 10 mil anos, o teor de dióxido de carbono da atmosfera permaneceu estável em aproximadamente 270 partes por milhão. A partir da Revolução Industrial, passamos a queimar liberalmente carvão, petróleo e gás para satisfazer a nossa sempre crescente necessidade de energia. Em decorrência disso, poluímos o ar, a água e o solo, além de desencadear uma reação em cadeia que é resumida no rótulo "aquecimento global". A chuva ácida é uma das inquietantes consequências de uma longa lista de avaliações errôneas e utilizações indevidas, que se encontram agora entre os fatores que contribuem para o colapso da nossa biosfera.

Enquanto a chuva ácida está nos corroendo de cima, a radioatividade de origem humana está nos atacando por baixo. Anteriormente neste capítulo, fizemos menção ao fato de o lixo radioativo figurar entre os poluentes do oceano. Depois que a Guerra Fria entre os Estados Unidos e a Rússia se tornou parte da história, a maioria das pessoas parece ter se esquecido dos perigos da guerra nuclear e da precipitação radioativa. Um fato terrível, no entanto, permanece: os testes nucleares irresponsavelmente realizados acima do solo e debaixo d'água pelos Estados Unidos entre o final da década de 1940 e a década de 1960 deixaram uma marca indelével no meio ambiente.

Por ignorância e, argumentaríamos, devido a uma insensível indiferença, os técnicos nucleares e os seus administradores escolheram o oceano como o seu local de despejo.* Entre 1946 e 1970, os Estados Unidos despejaram cerca de 47.800 grandes recipientes de lixo radioativo no mar a oeste de San Francisco, uma área desolada de cerca de 1.400 quilômetros quadrados conhecida como Farallon Island Radioactive Waste Dump.**

Outras nações nucleares foram culpadas do mesmo descarte irresponsável do lixo radioativo. Sabe-se, por exemplo, que a antiga União

---

* Ver, por exemplo, T. J. Freeman, org. *Advances in Underwater Technology, Ocean Science and Offshore Engineering*, V. 18: *Disposal of Radioactive Waste in Seabed Sediments* (Boston, Massachusetts: Graham & Trotman, 1989).

** Depósito de Lixo Radioativo da Ilha de Farallon. (N. da T.)

Soviética despejou lixo radioativo no Mar do Japão entre 1950 e 1993. Apenas um mês depois de o Greenpeace ter exposto essa prática inescrupulosa, a Rússia, em uma atitude de desafio, despejou mais novecentas toneladas de lixo radioativo líquido de baixo nível de radiação no Mar do Japão. Em uma reação solidária à indignação do Japão, os Estados Unidos e outras nações finalmente tomaram medidas diplomáticas para interromper essa negligente poluição.

Recentemente, também veio a público a informação de que, durante várias décadas, a antiga União Soviética despejou nos Mares Barents e Kara grande parte do combustível nuclear esgotado, usado nos seus navios movidos a energia nuclear, 7 mil toneladas para ser preciso. Ambos os mares estão situados ao norte da cidade russa de Murmansk, onde cem toneladas de lixo nuclear estão inadequadamente armazenadas, tendo o potencial para um desastre ambiental de grandes proporções.

Ninguém sabe exatamente quantos locais de despejo existem nos oceanos. Nesse meio-tempo, cientistas estão ocupados pensando em como se livrar da vergonhosa evidência das suas atividades faustianas. Você ficaria surpreso se soubesse que, uma vez mais, estão defendendo o oceano como o destino do lixo nuclear? Por falta de uma alternativa melhor, algumas das nações nucleares estão, de fato, levando em consideração a opção de enterrar profundamente o lixo nuclear no sedimento de um solo oceânico supostamente estável onde, segundo esperam, ele será levado ainda mais para o fundo.

Alguns governos, com destaque para o dos Estados Unidos, Canadá e Grã-Bretanha, estão prontos para enterrar debaixo da terra, em cavernas ou fossas profundas, um lixo nuclear com alto nível de radiação. O problema é que nenhum material conhecido é imune à corrosão ou desintegração durante 10 mil anos. Ninguém pode possivelmente antever que movimentos tectônicos poderão ocorrer mesmo em estruturas geológicas aparentemente estáveis. Até que uma solução aceitável tenha sido encontrada, os materiais altamente tóxicos são armazenados em locais nos quais estão vulneráveis ao vazamento e a ataques terroristas. Estamos deixando para as gerações futuras um legado extremamente perigoso e imprevisível. Falaremos mais sobre a radioatividade no Capítulo 4 ao examinar a poluição da terra e do solo.

Somente corrigindo as nossas atitudes errôneas com relação ao oceano, aos lagos e aos rios, bem como à profusão de seres que os habitam, poderemos ter esperança de garantir a água que precisamos para a nossa sobrevivência. Rod Fujita, cientista graduado do Environmental Defense em Oakland, Califórnia, e um dos principais líderes em conservação marinha dos Estados Unidos, escreveu o seguinte:

Precisamos desenvolver a "ecolacia"* para complementar as aptidões modernas, necessárias à sobrevivência, para a leitura, a escrita e a matemática. Ecolacia é... a prática prudente de perguntar "e depois?" na presença de qualquer inovação tecnológica ou econômica.**

Quando os oceanos, os lagos e os rios morrem, o mesmo acontece conosco. Se eles vicejarem, também vicejaremos. E somente quando medrarmos seremos capazes de descobrir as dimensões ocultas do elemento água, que é a "água cósmica", o nosso local de nascimento, como podemos experimentá-lo no estado de comunhão extática com toda a vida.

A água mortal da vida

Em seguida, precisamos voltar a atenção para a crescente deficiência de água potável na Terra, que se tornou um problema global. Na verdade, já é uma crise grave para muitos países do Terceiro Mundo e nações com uma grande população em rápida expansão, como é o caso da China e da Índia. Em breve, à medida que a população mundial continuar a crescer, supõe-se que a deficiência de água potável vá atingir uma quantidade crítica para todas as nações. Os prognosticadores preveem que, em 2025, dois terços da população do mundo não terão acesso a uma água potável segura. É um fato inegável que a Terra, com mais de 6 bilhões de habitantes, atingiu a sua "capacidade de carga" ou até mesmo a excedeu.

A água potável equivale a meros 3% de toda a água da Terra. Para você ter uma ideia de como essa quantidade é minúscula, encha um aquário com vinte litros de água. Desse total, 19,5 litros (ou 97,5%) re-

* O autor criou em inglês a palavra *ecolacy*, com o mesmo sufixo "cy" de *literacy* (aptidão para a leitura e a escrita) e *numeracy* (aptidão para a matemática, ou os números). Assim, "ecolacy" seria a aptidão para a ecologia. (N. da T.)

** Rod Fujita, *Heal the Ocean: Solutions For Saving Our Seas* (Gabriola Island, B.C.: New Society Publishers, 2003), p. 4.

presentam a água salgada do oceano. Três quartos do meio litro restante são água inaproveitável encontrada no solo ou na água congelada nas geleiras ou nas calotas polares. O oitavo remanescente é água potável, que seria cerca de cinco gotas em um tanque de vinte litros, ou 0,007%. É compreensível que a água potável tenha sido chamada de "ouro azul" ou "ouro líquido".

De acordo com a Organização Mundial de Saúde, mais de um bilhão de pessoas já estão sem acesso à água potável, estando condenadas a beber água insalubre e insegura. Como elas são tipicamente pessoas pobres cuja saúde já está comprometida, a situação representa um risco adicional para a saúde. Várias infecções transportadas pela água são a principal causa de enfermidades e mortalidade no Terceiro Mundo e nos países em desenvolvimento. Cerca de 5 mil crianças estão morrendo *diariamente* por causa da água contaminada, número equivalente ao de crianças com menos de 15 anos que morrem anualmente nos Estados Unidos a cada ano devido à violência relacionada com armas ou ao número de crianças da Rússia ou da Europa Oriental adotadas anualmente pelos americanos.

Muitos países estão cavando poços cada vez mais profundos para utilizar recursos do lençol freático, explorando com isso, em excesso, lençóis aquíferos que poderiam ter levado milhares de anos para se formar. Por conseguinte, os níveis do lençol freático continuam a cair vertiginosamente. Em apenas 35 anos, por exemplo, a retirada excessiva de água do lençol freático no Norte da China reduziu em cinquenta metros os níveis de água. Algumas regiões da Índia estão enfrentando o mesmo problema.

Não são poucos os analistas que acham que esse tipo de tensão global causada pela água poderia provocar a guerra entre as nações. Os conflitos por causa da água parecem ser tão antigos quanto a própria civilização humana. Os países que sofrem por carecer de recursos hídricos ou pluviais adequados, como os do Oriente Médio, conhecem os conflitos relacionados com a água há vários milênios. O fato de o ex-presidente do Egito, Anwar Sadat, ter comentado, ao assinar o tratado de paz com Israel em 1979, que o seu país nunca mais travaria uma guerra — a não ser por causa dos seus preciosos recursos hídricos — é bastante significativo. Não deveria esse comentário ter sido levado em conta quando os suecos concederam a Sadat o prêmio Nobel da Paz em 1978?

Quando a Turquia construiu uma grande represa, que hoje controla o fluxo de água no Rio Tigre, tanto o Iraque quanto a Síria ficaram compreensivelmente alarmados. A agricultura desses países depende da planície aluvial entre o Tigre e o Eufrates. Quem é o dono de um rio? Ou de um lago? Ou do oceano?

Não precisamos olhar tão longe quanto o Oriente Médio para identificar possíveis momentos de tensão por causa do acesso à água. Já existe há algum tempo um intenso conflito entre o Canadá, que é abençoado com 20% de toda a água potável do planeta (principalmente na forma dos Grandes Lagos), e o seu vizinho do sul, os Estados Unidos.

Desde os seus primórdios, os Estados Unidos cobiçam os colossais recursos naturais do Canadá. Chegaram mesmo a invadir o Canadá em 1812, mas por sorte falharam ao tentar conquistar este país amante da paz. Em 1974, documentos altamente confidenciais que se tornaram acessíveis ao público revelaram que, no período entre as duas guerras mundiais, Washington traçara planos para outra incursão militar. Essa ideia parece ser periodicamente simpática a alguns políticos americanos, e os Grandes Lagos nunca estão muito longe da cabeça deles.

Dentro dos próprios Estados Unidos, guerras pela água foram travadas durante anos, tanto figurativa quanto literalmente. Desse modo, na Califórnia, a populosa cidade de Los Angeles, que está situada em uma parte árida do país, tem tido brigas por causa da água com os residentes de Owens Valley desde 1898. Em uma determinada ocasião, as autoridades de Los Angeles extraíram tanta água do Lago Owens que os agricultores do local pegaram em armas. Como era de se esperar, os habitantes da cidade ganharam, e a agricultura desapareceu de Owens Valley. Depois que um segundo aqueduto foi construído em 1970, que extraía água principalmente do lençol freático, a flora do local também começou a definhar.

Esse conflito particular exemplifica a milenar divergência entre os habitantes das cidades e os agricultores. O que os primeiros com frequência não parecem compreender é que sem água para a atividade rural, eles não teriam alimentos para comer. Ao mesmo tempo, contudo, as práticas atuais da agricultura e da pecuária, principalmente as das fazendas de gado, desperdiçam água, assim como o estilo de vida urbano tende a usar os recursos naturais de uma maneira extravagante.

Em outros lugares dos Estados Unidos, bem como em outras partes do mundo, a tensão por causa do acesso à água, especialmente à água potável, intensificou-se ao longo das duas últimas décadas. Segundo a Agência Ambiental da ONU, 3 bilhões de pessoas estarão sem água adequada, tanto em quantidade quanto em qualidade, nos próximos cinquenta anos. Com base nos indícios disponíveis, achamos que esse é um prognóstico excessivamente otimista. Um bilhão de pessoas já estão sem uma água adequada, e não demorará muito para que mais alguns bilhões de pessoas sejam adicionadas a esse desventurado grupo.

Por sentir o cheiro de lucros enormes e frequentemente com o apoio de burocratas nacionais e regionais que mantêm os olhos fixos no crescimento econômico ou em rechear o próprio bolso, corporações multinacionais se mobilizaram para comprar direitos locais de água das autoridades estaduais e municipais. Elas não estão nem mesmo tentando ocultar o fato que estão procurando monopolizar a água potável. Tudo isso adeja debaixo da bandeira legítima da "privatização" da água.

Essa estratégia de negócios se revelou particularmente nociva no exterior, onde os governos locais oferecem às corporações estrangeiras o necessário respaldo militar para silenciar a população que protesta. Assim, a gigante multinacional Bechtel com sede em San Francisco, cuja receita anual gira em torno de 20 bilhões de dólares, assumiu o controle do fornecimento de água de Cochabamba, na Bolívia, com um contrato de quarenta anos. O aumento dos preços que se seguiu causou uma revolução entre os habitantes do local, cuja sobrevivência depende de que a água seja barata, e no final a Bechtel teve que se retirar. Nesse meio-tempo, essa corporação, que é especializada em megaprojetos de construção ao redor do mundo, conseguiu até mesmo indispor o conselho regulador de San Francisco por cobrar valores excessivos na cidade, onde se encontra a própria sede da companhia.

Poucas guerras de água têm um final relativamente favorável aos habitantes do local. Algumas corporações estrangeiras demonstraram uma abordagem sem limites para obter acesso aos recursos hídricos (e outros recursos naturais) e permanecer com o controle deles. Os que se manifestaram contra foram intimidados, feridos e até mesmo mortos. Tudo que estavam pedindo era para ter acesso a uma água segura a um preço acessível, para que o seu estilo de vida tradicional não fosse enfraquecido ou a sua terra destruída.

Depois de uma série de más experiências com corporações multinacionais, um número maior de governos das nações em desenvolvimento está sendo receptivo à pressão pública e votando contra a privatização da água. As corporações tratam a água como uma mercadoria a ser convertida em lucro fácil. Para as pessoas comuns, a água é simplesmente uma maneira de saciar a sede, cozinhar ou lavar a roupa. Na condição de nações e indivíduos, precisamos obviamente aprender não apenas a tornar-nos consumidores inteligentes mas também a colaborar entusiasticamente com os nossos vizinhos.

Ao examinar os padrões de consumo, constatamos que as nações desenvolvidas são flagrantes violadoras do princípio milenar da moderação. Os Estados Unidos são suspeitos de serem o maior consumidor de água per capita do mundo com a taxa de aproximadamente 2.000 metros cúbicos por ano. Os canadenses vêm em segundo lugar, com uma taxa de cerca de 1.600 metros cúbicos. Já o consumo per capita dos alemães é de mais ou menos 708 metros cúbicos, e o dos dinamarqueses de apenas 254. Os europeus parecem ser muito mais conscienciosos com relação à utilização da água, mas os norte-americanos são verdadeiros esbanjadores.

Não existe nenhuma dúvida a respeito de uma coisa: o consumo da água está ultrapassando os recursos hídricos disponíveis. Atualmente, os Estados Unidos recorrem principalmente ao enorme aquífero de Ogallala, que se estende por uma distância de 1.300 quilômetros do Texas à Dakota do Sul e abrange 451 mil quilômetros quadrados, o que representa 4 trilhões de toneladas de água. A cada ano, cerca de 12 bilhões de metros cúbicos são extraídos desse vasto reservatório subterrâneo, irrigando aproximadamente um quinto das terras agrícolas do país. De acordo com algumas estimativas, esse colossal manancial de água doce, que se acumulou há cerca de 2 a 6 milhões de anos, pode basicamente se esgotar já em 2030 ou 2040 se a taxa de utilização atual continuar inalterada — um completo desastre em formação. Mas até mesmo se isso ocorresse daqui a 100 anos, seria cedo demais.

Tendo em vista o registro histórico da política imperialista de Washington e os seus antigos projetos de controlar o Canadá, os canadenses estão naturalmente preocupados com a possibilidade de que o seu vizinho do sul não vá apenas comprar água para satisfazer a sua crescente sede, mas sequestrar os Grandes Lagos ou agressivamente extrair água da parte americana dos lagos. Como os Grandes Lagos estão interligados, essa última opção automaticamente conduziria também a uma redução dos níveis de água das partes dos lagos que pertencem ao Canadá. Este fato é particularmente preocupante no caso do Lago Ontário, onde é possível conceber que o bombeamento excessivo poderia secar o Rio São Lourenço que corta Quebec. O rio é uma fonte de alimento e subsistência para milhões de canadenses, bem como uma via principal de transporte.

Tomemos o imenso Rio Colorado, cuja nascente se situa no Parque Nacional das Montanhas Rochosas no Colorado e serpenteia em direção ao México, percorrendo 2.330 quilômetros para o sul. Os americanos extraem água tão abundantemente desse rio, que quando ele cruza a fronteira, só resta aos mexicanos cerca de um décimo do seu volume completo. Na maior parte do tempo, a água doce do rio não chega mais ao Golfo da Califórnia, secando no deserto de Sonora, o que se revelou catastrófico para a flora e a fauna do delta do Rio Colorado, que um dia foi abundante.

Esses graves problemas com certeza se manifestarão cada vez com mais frequência, não apenas no continente americano, mas também no mundo inteiro. Voltamos a enfatizar que, a não ser que a sensatez prevaleça, eles causarão conflitos e, possivelmente, a guerra, como era de se esperar.

Finalmente, precisamos perguntar o que os norte-americanos, que têm disponíveis recursos de água potável extremamente abundantes, fazem com a água que é bombeada para os seus lares. Você certamente imaginaria que o precioso líquido é entregue a todo mundo no estado mais puro possível tanto para o prazer quanto para a saúde. Não é o que acontece. Em muitos estados, a água passa primeiro por um processo de purificação relativamente complexo, destinado a remover microorganismos e substâncias químicas indesejáveis, para oferecer às pessoas uma água da melhor qualidade possível. Na prática, contudo, o êxito desse processo, que é controlado pelos municípios, é variável.

Em muitos municípios norte-americanos, a água que corre nas torneiras das pessoas está repleta de ferro e alumínio (dois metais adicionados na fase de coagulação do processo de purificação, que visa eliminar a matéria orgânica, e em particular de cloro (para a desinfecção). É desagradável olhar para as pias e os vasos sanitários manchados pelo ferro contido na água, mas a cloração é marcantemente prejudicial à saúde. Se você algum dia mergulhou numa piscina pública, certamente sabe que o cloro mancha de verde o seu traje de banho e o seu cabelo, o que dificilmente é um indício encorajador. Na realidade, a água clorada tem sido associada ao câncer (especialmente ao câncer da bexiga) e às doenças do coração.

Se você mora numa casa antiga, é provável que a sua água corra através de canos de chumbo, conduzindo, portanto, uma dose considerável desse metal, que é uma substância tóxica capaz de causar dano ao sistema nervoso, órgãos reprodutores, rins e cérebro, além de causar anemia. O problema é sério o suficiente para chamar a atenção da Organização Mundial de Saúde.

Outro risco potencial para a saúde é a água fluoretada, que hoje em dia é distribuída para quase 70% dos americanos e 40% dos canadenses. Na Europa, somente a Irlanda tem um programa compulsório de fluoretação da água. Apesar das advertências dos profissionais da área da saúde natural, muitas autoridades municipais ainda adicionam flúor à água, apenas para combater a cárie. Embora o flúor seja encontrado naturalmente na água, a prática da fluoretação, que data de meados da década de 1940, aumenta o nível natural para 0,7-1,2 partes por milhão. É claro que quando o equipamento de fluoretação apresenta algum defeito, como já aconteceu, a água torna-se venenosa.

No entanto, alguns médicos defendem a tese de que toda água fluoretada é tóxica para corpo humano, particularmente para o sistema nervoso. A água fluoretada também tem sido associada ao câncer ósseo nas crianças e ao câncer do útero, e assim por diante. Em 1997, mais de 1.500 profissionais da Agência de Proteção Ambiental dos Estados Unidos fizeram uma declaração pública contra a adição de flúor no fornecimento de água da Califórnia, porque isso tornaria a água potável perigosa.* Apesar da opinião desses especialistas e dos protestos dos residentes da área, a fluoretação continua a ser praticada tanto na Califórnia quanto em outros lugares. Além do mais, a toxina está livremente disponível nos cremes dentais e até mesmo nos supostos produtos "naturais", "benéficos" para a saúde. Encerramos aqui a nossa argumentação.

---

* Uma excelente discussão e exposição de fatos comprometedores é encontrada em Christopher Bryson, *The Fluoride Deception* (Nova York: Seven Stories Press, 2004).

Águas curativas

Até agora, este capítulo só fez empilhar más notícias. Será que não existe nenhuma notícia boa? Existem *algumas*, e há alguns anos, David Suzuki tomou a decisão de publicar um trabalho intitulado *Good News For a Change.** Um dos aspectos mais difíceis relacionados com a elaboração deste livro tem sido a provisão diária de notícias devastadoras que chegam até nós. Tivemos, às vezes, que parar um pouco de filtrar as notícias assim que chegavam, não apenas para poder assimilar e avaliar o que estávamos lendo, mas também para permitir que os nossos sentimentos de tristeza ou raiva se acomodassem e nós nos refizéssemos.

Quando comparadas com todas as más notícias, as boas notícias tendem a chegar aos poucos. Até agora, elas sempre conseguiram restaurar a nossa fé de que se um número suficiente de pessoas realmente compreendesse a devastação ambiental em andamento e se tornasse ativa tomando medidas corretivas, a situação poderia ser revertida. Entretanto, não temos a menor ilusão de que, mesmo que todos os habitantes da Terra adotassem hoje um estilo de vida sustentável, poderíamos interromper coletivamente, *de imediato*, a trajetória descendente.

Um caminhão ou trem em movimento precisa de tempo para diminuir a marcha, mesmo quando o freio de ar comprimido é acionado. **Temos que levar em conta que a degradação ambiental já reuniu um impulso suficiente para que qualquer linha de ação positiva leve décadas para corrigir o que está acontecendo, motivo pelo qual precisamos agir AGORA. No intervalo de tempo da Natureza, que é calculado em milhões de anos, algumas décadas ou séculos representam um período relativamente breve. Do ponto de vista humano, essa mudança de direção gradual sobrecarregará enormemente a paciência da pessoa comum e o compromisso com a sustentabilidade.**

Lamentavelmente, a nossa sociedade consumista nos tornou predispostos a esperar a instantânea gratificação dos nossos desejos. A mudança ambiental, que envolve um sem número de fatores complexos e interligados, é uma questão a longo prazo. Uma das nossas preocupações é que as pessoas talvez não tenham a perseverança necessária

---

* Ver David Suzuki e Holly Dressel, *Good News For a Change: How Everyday People Are Helping the Planet* (Vancouver: Greystone Books, 2003).

quando o seu ativismo verde deixar de produzir resultados desejáveis com uma rapidez suficiente, especialmente quando começarmos a sentir seriamente a fúria das forças naturais desencadeada pelas nossas ações negligentes nos últimos 100 anos ou mais, marcadamente os efeitos nocivos do aquecimento global.

Como confirmam os psicólogos, a maioria das pessoas manifesta uma considerável imaturidade emocional, o que decididamente não favorece o tipo de responsabilidade e perspectiva a longo prazo requeridas hoje. Por conseguinte, na nossa opinião, a não ser que os governos introduzam medidas paternalistas de controle, não no interesse do mundo corporativo ou do consumismo mas no interesse de todos os seres sencientes, é pouco provável que vejamos em um futuro próximo uma ação verde conjunta, em grande escala, da parte da maioria das pessoas.

No entanto, podemos esperar ver um número cada vez maior de pessoas se preocupando com o ambiente e o futuro, e, em consequência disso, ajustando o seu estilo de vida mais ou menos drasticamente. Esperamos que esse contingente da humanidade vá incluir cada praticante de Yoga.

Entre os esforços positivos para curar o meio ambiente, queremos mencionar todos os inúmeros voluntários, em diferentes partes do mundo, que há anos vêm colaborando para recuperar os pântanos, os brejos e os estuários, purificar os lagos e rios da poluição ou as praias depois dos derramamentos de óleo, protestar contra a construção de barragens, enfrentar os baleeiros, fazer *lobby* com os políticos regional e nacionalmente para economizar água potável, ou fazer campanha contra a privatização da água, e assim por diante. Sem o empenho constante e pessoal dessas pessoas, estaríamos numa situação bem pior.

A ação faz-se necessária agora, e a única coisa responsável que você pode fazer, na condição de pessoa interessada, é reduzir ao máximo, o mais rápido possível, as suas próprias emissões de gases de efeito estufa.*

— *Tim Flannery*

Com 6 bilhões de pessoas no planeta, os riscos são evidentes em toda parte. Um distúrbio nos padrões das monções, uma mudança nas correntes oceânicas, uma grande seca; qualquer uma dessas coisas poderia facilmente produzir fluxos de milhões de refugiados. À medida que está se tornando cada vez mais difícil ignorar os efeitos do aquecimento global, será que vamos reagir finalmente construindo uma resposta global? Ou vamos nos refugiar numa forma cada vez mais estreita e mais destrutiva de interesse pessoal? Pode parecer impossível imaginar que uma sociedade tecnologicamente avançada pudesse escolher, em essência, destruir a si mesma, mas é isso que estamos fazendo.**

— *Elizabeth Kolbert*

Somos uma civilização ousada. Uma civilização destemida. Mas também somos uma civilização estúpida, atormentada pelo desejo de morrer. Estamos destruindo (não apenas usando, mas sim destruindo) recursos e hábitats naturais que são a substância a partir da qual a sociedade é formada... Estamos destruindo a vida como um todo.***

— *Henryk Skolimowski*

---

* Tim Flannery, *The Weather Makers: How We Are Changing the Climate and What It Means for Life on Earth* (Nova York: HarperCollins, 2005), p. 301.

** Elizabeth Kolbert, *Field Notes From a Catastrophe* (Londres: Bloomsbury Publishing, 2006), p. 187.

*** Henryk Skolimowski, *Eco-Philosophy: Designing New Tactics For Living* (Londres: Marion Boyars Publishers, 1981), p. 106.

4

TERRA IMORTAL, FLORESTA IMORTAL

O nosso estilo de vida está matando todo mundo

Os nossos ancestrais Homo erectus que sabiam fazer fogo, que migraram da África há cerca de 1,2 milhão de anos, eram caçadores e ceifeiros. Como o gado, eles se deslocavam em busca de comida, particularmente de carne. Entretanto, a sua inteligência inata os tornava bem mais adaptáveis e inventivos do que os outros mamíferos. Por volta de 30.000 a.C., a ramificação Cro-Magnon do Homo sapiens, a linhagem sucessora do Homo erectus, estava aprimorando as suas habilidades culturais nos desafios climáticos da era final da última Idade do Gelo.

Assim que os lençóis de gelo e as geleiras começaram a recuar e a chuva voltou a cair em abundância há cerca de 10 mil anos, a criatividade humana brotou. A terra fértil, especialmente ao longo das margens dos rios, estimulou a humanidade a adotar um estilo de vida sedentário. Com incrível rapidez inventamos a agricultura, o armazenamento de alimentos em grande escala, a religião androcêntrica com uma elite sacerdotal, a monarquia, a vida urbana, a divisão do trabalho, a burocracia, a escrita, a jurisprudência, a guerra — por conseguinte, a civilização.

Ao longo dos vários milênios que se seguiram, a população humana se multiplicou e se espalhou por todos os cantos do planeta. A área terrestre total do nosso planeta é de aproximadamente 149 milhões de quilômetros quadrados, o que equivale a 29,2% da superfície total do planeta e inclui grandes áreas que são inteiramente ou, em sua maior parte, inabitáveis, como as regiões árticas, a Antártida, a Groenlândia, as grandes montanhas e os desertos.

Calcula-se que a população neolítica tenha sido, mais ou menos, de 3 a 5 milhões de pessoas; por volta de 950 d.C., a população mundial tinha saltado para 250 milhões; em 1802 para 1 bilhão; em 1928 para 2 bilhões; em 1961 para 3 bilhões; em 1974 para 4 bilhões; em 1987 para 5 bilhões; em 1999 para 6 bilhões. Em 2007 ela era de mais de 6,6 bilhões, com cerca de 90 milhões de pessoas sendo adicionadas anualmente!

Discutimos brevemente o problema da superpopulação no Capítulo 3 e argumentamos que a atual população mundial é simplesmente insustentável. Em outras palavras, o nosso planeta não tem os recursos necessários para alimentar um número tão grande da nossa espécie de uma maneira permanente. Essa afirmação é especialmente verdadeira devido ao estilo de vida extravagante dos consumidores do mundo industrializado, que representam cerca de um sexto da humanidade.

São os consumidores que, instigados pela "necessidade de ter mais" e habilmente manipulados pela propaganda onipresente, impulsionam a máquina econômica da sociedade industrializada. Eles também são amplamente responsáveis pela crise ambiental. Temos que admitir que as nações industrializadas têm a sua parcela de pobreza (que é vergonhosamente elevada nos Estados Unidos).*

As nações industrializadas, com destaque para a Índia e a China, estão desenvolvendo a sua própria classe de consumidores, os quais, ao observar a abundância material dos países ocidentais, almejam o mesmo estilo de vida. Como esses dois países têm em vigor um número ainda menor de padrões ambientais do que o mundo euro-americano, é quase certo que as indústrias em acelerado desenvolvimento desses dois gigantes, cuja população está se expandindo, intensificarão acentuadamente a crise ambiental nos próximos anos. David Suzuki calculou recentemente que a Terra poderia lidar com uma emissão de dióxido de carbono de uma tonelada por pessoa. A nossa pegada de carbono é muito maior. No Canadá, ela corresponde a 17,5 toneladas, nos Estados Unidos mais ou menos a 20 toneladas e na pequena nação europeia de Luxemburgo a aproximadamente 22 toneladas.

O nosso estilo de vida exageradamente consumista e irrefletido é intensivo em carbono. E o dióxido de carbono é a substância química

* O índice de pobreza dos Estados Unidos, possivelmente a nação mais rica da Terra, é ainda o percentual colossal de 12,6% no ano de 2005! Seis milhões de pessoas ingressaram nas fileiras dos pobres entre 2000 e 2005!

que equivale a um assassino de massas que esteja nos perseguindo com o nosso consentimento coletivo.

Desde que Caim lavrou a terra

Segundo o livro bíblico do *Gênesis*, Adão e Eva tiveram dois filhos: Caim e Abel. Enquanto Abel era pastor, Caim dedicou-se à então nova ocupação da agricultura. Ele matou o irmão, porque Deus aceitara o sacrifício de Abel e não o dele. Esse fratricídio revelou-se sintomático da agressividade ("necessária em função do território") gerada por um estilo de vida sedentário que envolve numerosas pessoas comprimidas num pequeno espaço. Devido à má ação que Caim praticou, Deus o condenou a uma vida errante.

Essa maldição fez com que Caim, por sua vez, inventasse a vida urbana e a civilização. A leste do Éden, numa área denominada Nod ("Tremor"), ele fundou a primeira cidade, que recebeu o nome do seu primeiro filho, Enoque. O que não é nenhum mito é o fato de que as primeiras cidades dependiam da agricultura circunvizinha. A descoberta literalmente revolucionária do período neolítico — a agricultura de irrigação — fez com que a terra arável passasse a ter um valor nobre e representasse o poder. O excedente agrícola anual possibilitava que um percentual da população parasse de se dedicar à agricultura e ao pastoreio, e se especializasse em várias profissões, como a de oleiro, tecelão, fabricante de ferramentas, padeiro, fabricante de vinhos e, também, a de administrador e sacerdote.

Para acumular riquezas, as cidades se esforçavam para obter excedentes agrícolas e mercadorias negociáveis. Os camponeses limpavam, aravam, semeavam, irrigavam o solo e faziam a colheita, enquanto os administradores das cidades ou os mercadores armazenavam qualquer excesso. À medida que as cidades iam ficando mais ricas, elas passavam a ser ameaçadas pela inveja das comunidades vizinhas e dos governantes ambiciosos. As invasões e as guerras sempre anularam os avanços culturais, sociais e econômicos realizados localmente. As cidades prósperas se expandiam além dos muros originais, o que demandava o desmatamento de mais terras, frequentemente dando origem a um amplo desflorestamento e, às vezes, até mesmo a uma mudança climática local.

Embora a superfície da Terra seja de fato vastíssima, ela está longe de ser infinita. A frase evocativa dos poetas "solo imortal" é tão enganadora quanto o *slogan* "progresso" dos políticos. Alimentar mais de 6,6 bilhões de bocas, especialmente quando tantas delas têm um paladar especial para carne e produtos animais, impõe um grande ônus à terra. A terra arável disponível na Terra corresponde aproximadamente a 31 milhões de quilômetros quadrados, o que representa 0,005 quilômetros quadrados ou 0,469 hectares por pessoa. Na nossa época, calcula-se que 15% do solo esteja degradado. Esse percentual inclui cerca de 100 mil quilômetros quadrados, que são perdidos anualmente devido à erosão causada pela água (56%) e pelo vento (28%). A quantidade precisa de erosão do solo resultante da agricultura e do desenvolvimento urbano é desconhecida. Sem sombra de dúvida, o principal culpado da perda de solo ou da degradação é o desmatamento, o que iremos discutir mais adiante neste capítulo.

A agricultura moderna, com a sua tecnologia intensiva, é essencialmente nociva para a terra. O cultivo excessivo pode ser tão pernicioso quanto o desmatamento. Ele extrai nutrientes do solo e o satura de pesticidas. Cada vez mais, os agricultores precisam recorrer a fertilizantes à base de nitrogênio para devolver uma aparência de fertilidade à terra. O ganho obtido com o lucro é anulado pelo custo ambiental da produção, do transporte e do uso de fertilizantes. Assim sendo, cada tonelada de fertilizante nitrogenado requer um pouco mais do que 948 metros cúbicos de gás natural para a sua produção. Embora o gás seja menos nocivo para o ambiente do que o petróleo ou o carvão, mesmo assim ele é uma fonte de poluição.

Os fertilizantes químicos tipicamente não substituem os micronutrientes do solo, os quais foram depauperados por meio do cultivo excessivo. Por conseguinte, os produtos agrícolas também carecem de micronutrientes, sendo, portanto, menos nutritivos. Outro efeito colateral dos fertilizantes químicos é o fato de que eles tendem a fortalecer certos tipos de praga, o que, por sua vez, afeta adversamente a produção e a saúde das culturas.

Além disso, o uso frequente de fertilizantes fosfatados pode provocar o acúmulo no solo de microelementos indesejáveis, como o arsênio, o cádmio e o urânio, e, portanto, também nos produtos agrícolas que comemos. Até mesmo pequenas quantidades de cádmio podem se revelar nocivas para a nossa saúde. Neste momento, grande parte da nossa comida é tóxica, quer por causa da maneira como foi cultivada, quer devido ao modo como foi acondicionada.

Na produção dos fertilizantes fosfatados, cada tonelada de ácido fosforoso gera 5 toneladas de fosfogesso, que precisa ser armazenado de uma maneira segura devido ao seu conteúdo de rádio. Só a Flórida acumulou 700 milhões desse subproduto tóxico! Nós achamos que isso é uma loucura total.

A fertilização excessiva, que é comum na agricultura de estilo industrial, pode resultar no escoamento de nitrogênio ou de fósforo nas vias navegáveis (e, em última análise, no oceano), que então tornam-se hipóxicas (carentes de oxigênio) matando peixes e outras formas de vida.

O fertilizante à base de nitrogênio é um grande negócio, movimentando mais 20 bilhões de dólares ao redor do mundo, o que incrementa a agricultura corporativa, que destrói em grande medida a agricultura familiar tradicional, muito mais favorável ao meio ambiente. Por causa dos preços em ascensão do petróleo, algumas empresas voltaram a usar carvão, que é gaseificado. Neste caso, os custos ambientais também são elevados.

Considerando-se todos os problemas relacionados com os fertilizantes químicos, é impressionante que um número maior de agricultores não esteja escolhendo o caminho dos fertilizantes orgânicos. Entretanto, fora da América do Norte, essa está sendo cada vez mais vista como uma melhor opção. Desse modo, a Federação Internacional dos Movimentos de Agricultura Orgânica,* fundada em 1972, conta hoje com 670 organizações e instituições afiliadas procedentes de mais de cem países.

Embora a Alemanha, por exemplo, seja sede de muitas corporações químicas transnacionais, ela tem 8 mil agricultores orgânicos. A Áustria conta com mais de 20 mil agricultores orgânicos, enquanto a Itália possui 18 mil propriedades rurais que são totalmente orgânicas ou estão em processo de transição. A Grã-Bretanha é a maior negociante de alimentos orgânicos. Outros países europeus estão seguindo o exemplo, bem como várias nações africanas (com destaque para Uganda e o Egito) e latino-americanas (particularmente o México) também estão demonstrando um aumento na agricultura orgânica, o que é muito animador.

---

* International Federation of Organic Agriculture Movements (IFOAM). (N. da T.)

O setor de alimentos orgânicos é o que mais está crescendo no mercado de alimentos e, de acordo com algumas estimativas, já movimenta anualmente cerca de 100 bilhões de dólares no mundo inteiro. No Canadá, a demanda de alimentos orgânicos está ultrapassando a produção, embora o país já conte com 15 mil propriedades agrícolas que se dedicam ao cultivo orgânico. Nos Estados Unidos, aproximadamente 1,6 milhão de hectares num total de cerca de 380 milhões de hectares são oficialmente registrados como orgânicos (o que inclui a criação animal orgânica). A cifra mundial total da agricultura orgânica está em torno de 30 milhões de hectares, o que é animador. Entretanto, repetindo, é preciso fazer muito mais para fomentar a agricultura orgânica em todos os países agrícolas do mundo.

Não podemos encerrar o tema da agricultura sem mencionar também uma das tendências mais traiçoeiras e, no nosso ponto de vista, sinistras, que precisa ser interrompida a todo e qualquer custo. Trata-se do avanço em direção a culturas agrícolas modificadas pela engenharia genética, particularmente as sementes estéreis que obrigam os agricultores a comprar novas sementes a cada estação de plantio.

As culturas agrícolas produzidas pela bioengenharia basicamente não são testadas e, em geral, são liberadas para o público sem a devida advertência ou informações adequadas a respeito das possíveis consequências a longo prazo dessa abordagem, que foi inicialmente desenvolvida e apoiada pelo Ministério da Agricultura dos Estados Unidos.

Já as sementes estéreis foram corretamente apelidadas de "sementes suicidas" ou "sementes *terminator*", que são produtos patenteados da bioengenharia. Essas sementes geneticamente modificadas, que são altamente lucrativas, só servem para uma única geração de cultivo e, a partir de uma perspectiva mais ampla, estão mais próximas do extermínio da espécie humana.

Se essas Tecnologias Genéticas de Restrição de Uso (GURTs)* fossem adotadas em todas as partes da Terra, isso daria a corporações transnacionais como a Monsanto o controle absoluto sobre o suprimento de comida do mundo e portanto, indiretamente, sobre as próprias nações agrícolas. A propósito, a receita da Monsanto em 2006 foi de 7,6 bilhões

* Sigla do nome em inglês de Genetic Use Restriction Technology. Assim como as sementes, essa tecnologia também é vulgarmente conhecida como tecnologia *terminator*. (N. da T.)

de dólares. Essa gigante corporativa, que é a líder mundial em bioengenharia, produz, entre numerosos outros produtos, o herbicida "Roundup", que algumas pesquisas associaram ao câncer. Essa empresa polêmica e litigiosa também desenvolveu para as forças armadas dos Estados Unidos o abominável produto químico "Agente Laranja", do qual 45 milhões de litros foram usados durante a Guerra do Vietnã e, de acordo com autoridades vietnamitas, mataram ou deixaram doentes cerca de 500 mil pessoas, sem mencionar as 500 mil crianças nascidas com defeitos genéticos; o produto também destruiu aproximadamente 14% das florestas do Vietnã e 50% dos manguezais.

Mais recentemente, a Monsanto se envolveu em uma ação judicial contra o agricultor canadense Percy Schmeiser, cuja cultura orgânica foi vítima de uma contaminação cruzada oriunda de um campo vizinho plantado com produtos agrícolas cultivados com técnicas de bioengenharia da Monsanto. Quando esta última tomou conhecimento disso, a companhia processou agressivamente Schmeiser por violação de patente. Depois de vários anos de um processo judicial de grande projeção, em 2004 a Suprema Corte finalmente decidiu contra Schmeiser por 5 votos a 4.

No entanto, a vitória moral foi de Schmeiser, porque a Monsanto não teve direito à indenização por nenhum tipo de dano e teve que pagar todas as suas custas do processo. O mais importante foi que agricultores orgânicos e organizações agrícolas do mundo inteiro decidiram ajudar Schmeiser e contribuíram para o seu fundo de defesa. Em 1999, Schmeiser entrou com uma ação reversa de 10 milhões de dólares contra a Monsanto por difamação, transgressão e contaminação dos seus campos com "Roundup Ready Canola". Em 2008 a Monsanto concordou em custear a descontaminação da Roundup Ready na lavoura de Schmeiser sem exigir em contrapartida que nem Schmeiser nem seus herdeiros voltem a processar a companhia.

Independentemente do resultado dessa ação reversa, Schmeiser, que recebeu o Prêmio Mahatma Gandhi em 2000, ensinou outros agricultores a defender os seus direitos na luta contra as culturas agrícolas modificadas pela bioengenharia e a pressão de corporações agroquímicas como a Monsanto.

As culturas modificadas pela bioengenharia representam uma ameaça potencial ao suprimento de alimento das gerações futuras. É sempre possível que as culturas geneticamente alteradas sucumbam a pragas ou à seca em grande escala, o que exporia os agricultores e nações inteiras a um período de espera até que as poucas corporações existentes pudessem lhes fornecer sementes *terminator* para o período do ano seguinte. Nesse meio-tempo, números enormes de pessoas morreriam de fome, assim como os seus animais de fazenda. Somente uma mente corporativa diabólica e gananciosa sonharia com uma abordagem tão potencialmente nociva.

Compreensivelmente, os agricultores de muitas partes do mundo estão indignados e consideram essa tecnologia invasiva uma forma de "biopiratária" e têm feito forte oposição a ela. Eis o que disse Rafael Alegría, camponês hondurenho da Via Campesina, uma organização que representa mais de 10 milhões de agricultores no mundo inteiro:

> "A [semente] *terminator* representa um ataque direto aos agricultores, às culturas indígenas e à soberania dos alimentos. Ela ameaça o bem-estar de todos os povos rurais, principalmente os mais pobres."*

Em 2000, a Convenção sobre Diversidade Biológica das Nações Unidas recomendou uma moratória nos testes de campo e na venda comercial das chamadas sementes *terminator*, moratória essa que, felizmente, foi reconfirmada em 2006. Tanto a Índia quanto o Brasil, com excepcional presciência, promulgaram leis proibindo esse tipo de biotecnologia. Outras nações estão preparadas para reconsiderar a sua posição atual. Nesse meio-tempo, empresas como a Seed & Plant Sanctuary for Canada preservam sementes orgânicas como "relíquias de família" para as gerações futuras.

Como um aparte, gostaríamos de fazer aqui alguns comentários gerais a respeito da biotecnologia, especificamente a clonagem. No livro *Cloning the Buddha*, Richard Heinberg abordou as questões morais por trás da clonagem que haviam se tornado uma realidade histórica em 1997 com o nascimento de "Dolly", a primeira ovelha clonada. Eis a análise crítica que ele faz do acontecimento inicial:

---

* Citado em consideração ao site "Ban Terminator" em www.banterminator.org.

"A ideia da clonagem humana se revelou de tal modo perturbadora para muitas pessoas que, no final de 1997, o Presidente Clinton havia convocado um painel de ética para lhe fornecer orientação sobre o assunto; a FDA* havia estabelecido que qualquer iniciativa nesse sentido exigiria a aprovação do órgão; e dezenove nações europeias haviam assinado um tratado dizendo que clonar pessoas violava a dignidade humana e era uma má utilização da ciência."**

Heinberg traz o texto completo da "Declaração sobre a Vida e a Evolução do State of the World Forum."*** O trecho que se segue é particularmente relevante no contexto atual:

> A vida não deve ser tratada como uma mercadoria que pode pertencer no todo ou em parte, a qualquer pessoa, inclusive àquelas que desejam manipulá-la para criar novas formas de vida para a conveniência e o lucro humanos. Não deve haver patentes sobre organismos ou as suas partes.****

Voltando-nos agora para a "produção" dos animais de fazenda que ocupam globalmente 34 milhões de quilômetros quadrados, precisamos observar que o mundo consome aproximadamente 300 milhões de toneladas de carne. Toda essa carne consumida também cobra o seu preço ao ambiente sob o aspecto da degradação do solo e da poluição da água, bem como da emissão de gases do efeito estufa. Para ser mais específicos (citando as estatísticas de 2002), o consumo per capita anual de carne bovina é de 125 quilogramas nos Estados Unidos e de 108 quilogramas no Canadá. A produção de equivalentes de carbono no primeiro caso é de 3.830 quilogramas e, no segundo, de 3.340 quilogramas.

Em comparação, o consumo de carne na China é de aproximadamente 52 quilogramas por pessoa anualmente, o da Nigéria é de mais ou menos 8,6 quilogramas, enquanto na Índia, uma nação amplamente vegetariana, o consumo mesmo assim é de 5,17 quilogramas, sendo que

---

* Food and Drug Administration (órgão do governo americano que testa, controla e inspeciona alimentos e remédios). (N. da T.)

** Richard Heinberg, *Cloning the Buddha: The Moral Impact of Biotechnology* (Wheaton, Ill.: Quest Books, 1999), p. 10.

*** State of the World Forum Statement on Life and Evolution. (N. da T.)

**** Ibid., p. 233.

a ingestão de carne está se tornando cada vez mais popular na classe média.

Mencionamos no Capítulo 2 os efeitos perniciosos do consumo de carne sobre a água e a atmosfera. Todos os anos, como foi anteriormente observado, os animais de fazenda são responsáveis por 18% do total de emissões de gases de estufa, o que totaliza 24 bilhões de toneladas de equivalentes de dióxido de carbono. O processo digestivo do gado produz cerca de 100 milhões de toneladas de metano anualmente, que exerce um impacto mais ou menos vinte vezes maior do que o dióxido de carbono no que diz respeito ao aquecimento global. No atual contexto, entretanto, queremos nos concentrar, mesmo que resumidamente, no impacto devastador dos animais de fazenda sobre a terra.

O principal alimento desses animais é o milho, o que explica por que, nos Estados Unidos, cerca de 32 milhões de hectares são plantados com essa cultura, produzindo anualmente mais de 700 milhões de toneladas.

Na América do Sul, 70% da terra desflorestada é usada como pasto, enquanto uma grande parte dos 30% remanescentes são plantados com forragem. Lá, como em outros lugares, os animais de fazenda também representam uma ameaça significativa para a biodiversidade. Em outras palavras, para criar e alimentar esses animais, os agricultores e os pecuaristas destroem um valioso hábitat da fauna selvagem. Isso é parte do que tem sido chamado de "longa sombra" dos animais de fazenda. O mesmo é verdade com relação ao pastoreio excessivo, que resulta na compactação, na erosão e na degradação do solo.

Resumindo, a produção de animais de fazenda é catastrófica para o ambiente, por causa das quantidades envolvidas. Em todas essas questões, encontramos repetidamente o mesmo problema básico, que é o tamanho da população humana e a sua enorme exigência dos recursos da Terra.

Em seguida, precisamos nos voltar para a urbanização como outro fator significativo na perda da terra arável. De acordo com o Inventário de Recursos Nacionais americano, na década entre 1992 e 2002, os Estados Unidos perderam 8.900 quilômetros quadrados (890 mil hectares) de terra para o crescimento urbano descontrolado, grande parte deles de terras de cultivo.

Além de dizimar uma terra arável inestimável, o crescimento urbano descontrolado também é nocivo para o meio ambiente porque estimula o aumento da utilização do automóvel devido à necessidade de as pessoas se deslocarem para ir e voltar do trabalho, percorrendo às vezes diariamente longas distâncias, e à necessidade de transportar mercadorias, aumentando portanto as emissões de gás de estufa. O crescimento urbano descontrolado também destrói o hábitat da fauna selvagem e desaloja as espécies.

Além disso, como os ambientes urbanos fazem com que as pessoas não se sintam encorajadas a andar a pé e estimulam o excesso de consumo, eles provocam uma maior incidência da obesidade. Esta última, aliada à poluição do ar, tende a resultar em uma vida pouco saudável e um serviço de saúde dispendioso.

Além do mais, o crescimento urbano descontrolado envolve custos extremamente elevados na manutenção de estradas, canos de esgoto etc. Como todos os municípios sabem, isso deixa pouco capital para criar e manter bibliotecas, museus, parques e assim por diante. Ele também debilita, de um modo geral, o espírito comunitário. Dificilmente poderíamos dizer que ruas asfaltadas, áreas de estacionamento e shopping centers são propícios à paz e à harmonia interiores. Por conseguinte, o crescimento urbano descontrolado também exerce claramente um efeito adverso no estado mental dos habitantes das cidades. É assustador contemplar o fato de que a humanidade está se tornando progressivamente urbanizada e que 80% da população de algumas nações, como o Canadá, se tornou ou em breve se tornará habitante de cidades.*

O intenso transporte de ida e volta de bens de consumo de lugar para lugar torna-se possível por intermédio de uma elaborada grade de estradas. Só nos Estados Unidos, existem mais de 6 milhões de quilômetros de estradas; na China e no Canadá, há mais de 1,4 milhão de quilômetros em cada um. Segundo uma estatística do governo, em 2004 os Estados Unidos tinham 243 milhões de veículos de passeio registrados, o que equivale mais ou menos a 30% de todos os veículos de passeio do mundo. Os Estados Unidos também têm cerca de 5 milhões de cami-

---

* Ver, por exemplo, Douglas E. Morris, *It's a Sprawl World After All* (Gabriola Island, British Columbia: New Society Publishers, 2005).

nhões de grande porte. Tudo isso corresponde a uma enorme baforada de gases de efeito estufa depositada na atmosfera.

Em 2002, a elaborada rede americana de estradas teve que lidar com 11,7 bilhões de toneladas de carga comercial. A isso temos que adicionar a carga transportada por via férrea (1,9 bilhão de toneladas), em navios (1,6 bilhão de toneladas) e aviões (6 milhões de toneladas), que cobram o seu preço no que diz respeito à poluição ambiental.*

Este parece o lugar adequado para mencionar a Dieta das 100 milhas, que foi introduzida por um casal canadense, Alisa Smith e James MacKinnon de Vancouver. Tudo começou como uma simples experiência pessoal: percebendo que na América do Norte a comida percorre uma média de 1.500 quilômetros para chegar às pessoas (e a um enorme custo para o meio ambiente), Alisa e James se comprometeram a só consumir, durante um ano, alimentos cultivados dentro de um raio de 100 milhas. Eles conseguiram atingir o seu objetivo com algum sacrifício pessoal e buscas demoradas para encontrar produtos agrícolas e não agrícolas cultivados e produzidos na região onde moravam. O seu blog em www.100milediet.org, no qual relataram as suas dificuldades e tribulações, alcançou uma grande popularidade em um curto espaço de tempo, e o livro que escreveram chegou à lista de *best-sellers* do *San Francisco Chronicle.***

O uso do carro para o conforto e o lazer faz parte da definição moderna de "liberdade pessoal". Raramente passa pela cabeça das pessoas que essa liberdade pode ser ilusória e, na realidade, constituir uma forma de escravidão à tecnologia. Lynn Sloman escreve o seguinte no livro *Car Sick*:

> Em menos de quarenta anos, o carro se tornou de tal modo intrínseco à maneira como trabalhamos, fazemos compras e passamos os nossos momentos de lazer, que o fato de que um dia conseguimos

---

* Estatísticas citadas depois do relatório do Ministério dos Transportes dos Estados Unidos [U.S. Department of Transport] "Freight in America: A New National Picture" (Washington, D.C., janeiro de 2006).

** Ver James MacKinnon e Alisa Smith, *The Hundred Mile Diet: A Year of Local Eating* (Toronto: Random House Canada, 2007).

viver sem ele é quase inconcebível. A ideia de que talvez fôssemos capazes de usá-lo menos é praticamente inimaginável.*

Sloman, que com bastante sensatez defende uma sociedade baseada nas pessoas em vez de uma sociedade baseada em carros, argumenta que estes últimos não nos fazem realmente economizar o tempo que imaginamos. Na realidade, eles monopolizam o nosso tempo e ainda poluem o ambiente. Este é um fato concreto, especialmente enquanto vivermos nas selvas de concreto chamadas cidades, que preferem os automóveis às pessoas.

Se levarmos em conta o grau em que o uso do automóvel é desnecessário e prejudicial ao ambiente, deveríamos tornar esse fato uma consideração moral nesta época de crise. Entretanto, como observou o ambientalista e educador Michael Tobias, "a [é]tica e as alternativas nunca são populares."** O desafio, portanto, é colocar a responsabilidade antes da popularidade e efetuar a mudança necessária no estilo de vida.

Falamos a respeito da má utilização da terra por meio da agricultura, do crescimento urbano descontrolado e do transporte. Uma forma completamente diferente de abuso da terra são os sem número de depósitos de lixo, oficiais e não oficiais, que pontilham a paisagem das nações industrializadas e das que estão em processo de industrialização.***

Aprendemos com as grandes metrópoles como Nova York o que acontece quando os lixeiros urbanos entram em greve, como já aconteceu frequentemente ao longo dos anos: de repente as ruas são literalmente invadidas por dezenas de milhares de toneladas de lixo, que rapidamente se transformam em um significativo risco para a saúde.

Entre 1948 e 2001, Nova York gerou uma quantidade de lixo suficiente para criar o desastre ambiental conhecido como aterro sanitário Fresh Kills em Staten Island, o maior monte de lixo fabricado pelo homem, que cobre uma superfície de 890 hectares e é mais alto do que a Estátua da Liberdade. Os nova-yorquinos produzem mais de 12

---

* Lynn Sloman, *Car Sick: Solutions For Our Car-Addicted Culture* (White River Junction, Vermont: Chelsea Green, 2006), p. 11.

** Michael Tobias, *After Eden: History, Ecology and Conscience* (San Diego, Califórnia: Avant Books, 1985), p. 167.

*** Ver, por exemplo, Elizabeth Royte, *Garbage Land: On the Secret Trail of Trash* (Boston, Massachusetts: Little, Brown & Co., 2005); Heather Rogers, *Gone Tomorrow: The Hidden Life of Garbage* (Nova York: New Press, 2005).

mil toneladas de lixo domiciliar, que necessita ser transportado e para o qual é preciso disponibilizar terra. Como se para ocultar a evidência do consumismo perdulário ou comportamento inconsciente dos seus residentes, a cidade de Nova York decidiu, nos últimos tempos, despachar o seu lixo para outros estados americanos e até mesmo para nações estrangeiras.

Outros países estrangeiros seguem um padrão semelhante. Os aterros sanitários e o transporte de lixo se tornaram um grande negócio, o qual, além do mais, com frequência, direta ou indiretamente, busca debilitar programas de reciclagem ou novas iniciativas de reciclagem. A lucratividade da indústria da administração do lixo explica por que, por exemplo, nos Estados Unidos o lixo é tanto exportado quanto importado. Curiosamente, nesse odioso comércio, os cinquenta estados americanos terminaram o ano de 1997 com um excedente de 48 milhões de toneladas de lixo.

A situação da remoção do lixo é igualmente crítica em outras megalópoles. Em 2006, quando os lixeiros de Atenas fizeram uma greve de dez dias, mais de 30 mil toneladas de lixo fétido, em putrefação, se acumularam nas ruas. De acordo com o Instituto de Recursos Mundiais, os Estados Unidos produzem cerca de 2 quilogramas de lixo por pessoa/dia e o Canadá 1,8 quilograma, enquanto a Finlândia produz 0,7 quilograma. Como seria de se esperar, as duas nações norte-americanas lideram o setor, de um modo nada inspirador. As 245 mil toneladas de lixo dos Estados Unidos são um sintoma marcante da inclinação para o consumo excessivo do país, para a gratificação instantânea e para o estilo de vida descartável.

Quanto ao lixo propriamente dito, uma estatística da Agência de Proteção Ambiental dos Estados Unidos nos diz que um terço de todo o lixo é composto de papel, o que é singularmente repreensível, considerando-se a preciosidade das árvores e o fato de que o papel pode ser prontamente reciclado. O plástico é responsável por 12% do refugo.* Este fato também é imperdoável e alarmante, porque o plástico é uma substância tóxica que despoja a terra e a água, e leva em média milhares de anos para se desintegrar.

---

* Ver Anthony L. Andrady, org., *Plastics in the Environment* (Hoboken, N.J.: Wiley, 2003). Ver também Jeffrey L. Meikle, *American Plastic: A Cultural History* (Piscataway, N.J.: Routgers University Press, 1997).

Anualmente, cerca de 30 milhões de toneladas de resina plástica são produzidas apenas nos Estados Unidos. Essa é a matéria-prima para um sem número de produtos de plástico, como material de construção, material de eletrônica, mobília, brinquedos, produtos agrícolas, instrumentos médicos e assim por diante. O uso mais trivial dos plásticos reside inquestionavelmente nas embalagens (como a abominável sacolinha de compras). Mais de 80% dos objetos de plástico são jogados fora, embora muitos artigos pudessem ser reusados ou reciclados. Uma parte significativa deles, como foi observado anteriormente, acaba indo parar no oceano onde causa enormes estragos.

É preciso destacar o fato que mesmo o chamado plástico "biodegradável" pode ser formado ou incluir o plástico tóxico à base de hidrocarboneto. Agora que a indústria química finalmente entendeu o significado dos identificadores "bio", "verde", "eco" e "orgânico", os consumidores precisam tomar um cuidado especial e se dar ao trabalho de examinar os efetivos componentes dos produtos que exibem esses rótulos. É claro que o fato de alguns artigos de consumo serem biodegradáveis ou passíveis de serem usados na compostagem não significa que temos agora uma licença para prosseguir com o nosso estilo de vida não sustentável.

No lado positivo, o índice de reciclagem nacional dos Estados Unidos de 32% em 2005 revela uma melhora com relação a anos anteriores, e evitou que cerca de 49 milhões de toneladas de dióxido de carbono fossem liberadas na atmosfera. No entanto, repetindo, muito mais poderia e deveria ser feito. Algumas cidades e nações são mais competentes na reciclagem do que outras. Copenhagen, por exemplo, conseguiu reduzir o número dos seus aterros sanitários de 30 para 3 a partir de 1991, reciclando mais de 50% do lixo comercial e industrial da cidade.

O ideal, na nossa opinião, é que toda a produção de plástico seja rapidamente desativada, embora considerando-se a onipresença dos artigos de plástico na nossa civilização, é extremamente improvável que isso venha a acontecer de uma maneira voluntária.

Ferindo a Terra

Muito antes da formação das cidades, os seres humanos cavavam o solo para extrair minerais: a hematita para obtenção do pigmento vermelho e o sílex para a fabricação de ferramentas (ambos já na Idade da Pedra); a pedra para a construção de prédios; o cobre e quartzo para a fabricação de ferramentas e armas; a turquesa e o lápis-lazúli para a confecção de joias e assim por diante.

Foi a mineração que tornou possível o fatídico acontecimento da Revolução Industrial. A nossa civilização tecnológica, por sua vez, tornou a mineração um empreendimento de sistemática prioridade que continua a alterar expressivamente a face da Terra. O impacto da mineração no ambiente é imenso.* Até mesmo nos lugares onde as regulamentações ambientais estão em vigor, a mineração ainda causa um dano substancial sob a forma de erosão do solo e da poluição da água e do ar.

A mineração também é responsável pela perda da biodiversidade, o que se tornou um problema grave no mundo inteiro. À medida que a diversidade das formas de vida diminui, a sobrevivência das formas de vida remanescentes é ameaçada. A grande biodiversidade é um produto de centenas de milhões de anos de evolução e um sinal de saúde. O *modus operandi* da civilização humana, que consiste na exploração desenfreada do ambiente natural, tem tido um efeito devastador na biodiversidade e conduziu à taxa ascendente atual da extinção das espécies.

Além do mais, em um enorme número de regiões do mundo, a mineração tem contribuído para a miséria humana, desalojando os povos nativos e devastando as terras tribais sagradas. Mencionando apenas um caso recente: uma corporação começou a fazer escavações para a obtenção de saibro em terras que os Mohawks nunca haviam cedido ao Canadá. Enquanto os anciãos Mohawks designados negociavam com o governo em Ottawa terras que já lhes pertenciam, a companhia de mineração estava removendo regularmente aproximadamente 100 mil toneladas de saibro por ano.

Desejosos de interromper a exploração enquanto as negociações se arrastavam, como era esperado, um grupo de 150 Mohawks contestadores assumiu o controle da mina. Para seu total desalento, descobriram grandes pilhas de refugo produzido pelos mineiros ao longo dos anos, o que incluía líquidos tóxicos e pedaços de asfalto de uma rodovia próxi-

* Ver Fred G. Bell e Laurance J. Donnelly, *Mining and Its Impact on the Environment* (Nova York: Taylor & Francis, 2006).

ma. Sempre que chovia, os líquidos desciam em um fluxo multicolorido e poluíam o lençol freático.

A menos que exista um problema local que nos afete diretamente (como a toxidade ou a poluição sonora), raramente paramos para pensar no impacto devastador da mineração. No entanto, a mineração está deixando cicatrizes horríveis no ambiente e na alma humana. A mineração a céu aberto e a remoção do topo de montanhas são particularmente abomináveis e prejudiciais ao ambiente.

A cobiça das nações industrializadas pelos minerais (inclusive os metais) é insaciável. De acordo com uma estatística de 1990, naquele ano o mundo extraiu 11 bilhões de toneladas de pedra, 9 bilhões de toneladas de areia e saibro, 552 milhões de toneladas de ferro gusa, 500 milhões de toneladas de argila, 18,1 milhões de toneladas de alumínio e 8,92 milhões de toneladas de cobre, mencionando apenas alguns dos minerais mais extraídos.

Na maioria dos casos, enormes quantidades de terra e rocha precisam ser removidas para a obtenção do minério. Hoje em dia, a brutal mineração a céu aberto deixa para trás um rastro de devastação. Topo de montanhas, florestas e campos de cultivo são devorados por máquinas gigantescas. Com frequência, tudo que é deixado para trás é uma verdadeira desordem tóxica.

A mina de cobre Bingham Canyon de Kennecott é a maior escavação humana do mundo. O buraco aberto — uma ferida escancarada que, como a companhia orgulhosamente anuncia, pode ser vista do Ônibus Espacial — foi criado por meio da remoção de bem mais de 3 bilhões de toneladas de material e da emissão de incontáveis quantidades de gases tóxicos na atmosfera. Todos os dias, mais 450 mil toneladas de substâncias são removidas. A mina, que começou a funcionar em 1906, produziu cerca de 17 milhões de toneladas de cobre. Segundo um relatório apresentado erroneamente por Kennecott em 1989, a mina produzira 59 milhões de quilogramas de resíduos de cobre dois anos antes, o que é uma quantidade estupenda.

A partir da nossa perspectiva, o ramo mais destrutivo da indústria da mineração é a mineração de urânio.* A produção mundial anual de urâ-

* Ver Broder G. Merkel e Andrea Hasche-Berger, orgs., *Uranium in the Environment: Mining Impact and Consequences* (Berlim: Springer, 2005).

nio é de aproximadamente 40 mil toneladas, com o Canadá produzindo mais de 11 mil toneladas e a Austrália mais de 8 mil. O urânio é o mais pesado dos elementos que ocorrem naturalmente, e a sua densidade indica as enormes quantidades de energia armazenadas nesse mineral. O urânio tem 16 isótopos (variantes), dos quais o mais comum é o U-238 e o muito mais raro, o U-235. É este último isótopo que apresenta um interesse imediato para a indústria de geração de energia, porque ele comprime mais energia. Quando fissionamos os átomos do mineral (adequadamente convertido em um gás) num reator nuclear por meio de uma reação em cadeia controlada, o mineral libera a sua energia oculta sob a forma de calor (que se converte em vapor), que em seguida impulsiona enormes turbinas que produzem eletricidade.

Embora o urânio natural em si seja apenas moderadamente radioativo (menos do que o granito!), o minério de urânio é frequentemente encontrado junto com o rádio e o bismuto, que são mais fortemente radioativos e apresentam um poderoso risco. Os resíduos de urânio da mina (entulho) deixados para trás, embora a sua radioatividade seja considerada apenas de baixo nível, quando agrupados representam uma ameaça terrível e permanente. Três minas de urânio na fronteira entre a Alemanha e a Tchecoslováquia produziram sozinhas mais de 150 milhões de toneladas. Sob outros aspectos, as minas de urânio são ambientalmente tão destrutivas quanto qualquer outra mina.

Depois que o urânio é enriquecido em um reator, ele se torna extraordinariamente poderoso como fonte de energia, mas também extremamente letal. Os seus resíduos industriais — os detritos nucleares — permanecem altamente radioativos durante milênios. O plutônio 239, que é um radioisótopo criado no processo nuclear, permanece letal durante 250 mil anos. Até agora, ninguém sabe como se desfazer dos resíduos nucleares *de uma maneira segura.*

No passado, várias nações foram culpadas de despejar irresponsavelmente no oceano resíduos nucleares, e o dano causado ao ambiente marinho é incalculável. Por falta de uma solução melhor, alguns governos estão enterrando o seu lixo nuclear em poços profundos, enquanto outros estão simplesmente esperando pacientemente uma oportunidade. Nesse meio-tempo, apenas nos Estados Unidos, mais de 50 mil toneladas de lixo altamente radioativo estão simplesmente esperando em recipientes de armazenagem provisórios que se desintegrarão muito antes do seu conteúdo fatal.

Os aproximadamente 440 reatores nucleares ao redor do mundo produzem, combinados, mais de 350 mil megawatts. Para que possamos entender melhor esse número, Nova York, por exemplo, precisa gerar 36 mil megawatts para manter tudo em pleno funcionamento, mas está sob uma pressão constante para mobilizar mais energia para um crescimento maior.

É fácil perceber por que os países industrializados e aqueles em processo de industrialização, ávidos por eletricidade, achariam essa tecnologia extremamente atraente. Não fossem os resíduos radioativos e o lixo nuclear produzido pelos reatores, ela seria de fato uma alternativa um tanto melhor do que as usinas de força impulsionadas a carvão e a gás. No entanto, é claro que não podemos remover a radioatividade da equação. Tampouco devemos deixar a limpeza do lixo radioativo, a retirada de serviço dos reatores nucleares e os custos do serviço de saúde fora de qualquer cálculo de custo-efetividade: descobriríamos que a energia nuclear é inacreditavelmente dispendiosa.

Sabemos a partir dos desastres de Three Mile Island (1979) e de Chernobyl (1986) que a energia nuclear envolve um risco extremo. Em 1985, a Comissão Reguladora Nuclear declarou diante do Congresso americano que existia uma probabilidade de 45% de que um grave acidente nuclear ocorresse nos Estados Unidos num prazo de vinte anos. Estatisticamente, esse acidente está atrasado! O desastre de Chernobyl liberou 50 milhões de curies, o que equivale a cinquenta vezes mais o que foi liberado pelas bombas atômicas jogadas em Hiroshima e Nagasaki. Como as partículas de poeira radioativa foram amplamente distribuídas pelas correntes de vento, alguns especialistas estimam que o acidente de Chernobyl possa ser responsável por até 500 mil mortes por câncer não apenas na antiga União Soviética como também em outras partes do mundo.

O perigo desse desastre nuclear tampouco acabou. Cientistas concluíram recentemente que a "Floresta Vermelha", próxima ao reator que explodiu e que hoje é formada por pinheiros mortos, representa um grande risco. As árvores dessecadas podem pegar fogo com facilidade, em cujo caso a fumaça liberada uma vez mais levaria partículas radioativas para toda parte.

Apesar do perigo do lixo nuclear inadequadamente armazenado e do grande risco de ele ser roubado por terroristas, que poderiam facilmente construir uma "bomba suja", os governos e, é claro, as corporações especuladoras continuam a promover a energia nuclear como *a* solução para os problemas de energia da humanidade e, indiretamente, para o aquecimento global. Lamentavelmente, nos últimos tempos, elas têm tido o apoio de porta-vozes equivocados do movimento ambiental.

De acordo com a nossa perspectiva, a utilização da energia nuclear sem um método seguro de eliminação é a maior insensatez da humanidade. Na realidade, argumentaríamos que isso corresponde à insanidade.

A floresta como metáfora e realidade

O mundo é uma floresta. Essa afirmação pode parecer esquisita, considerando-se que as florestas do nosso planeta estão desaparecendo a uma velocidade incrível. O que queremos dizer com a metáfora da floresta é que a Terra está transbordando de vida como somente o fazem as florestas, pelo menos até que máquinas gigantescas as derrubem e, com a subsequente ação do vento e da chuva, as transformem em um lugar desolado e estéril.

Cada organismo vivo é precioso, e cada um deles está desempenhando o seu papel na complexidade total do nosso ambiente biótico. Tristemente, por ignorância, indiferença e ganância estamos atualmente reduzindo a biodiversidade num ritmo acelerado. Como foi mencionado anteriormente, os biólogos estão falando de uma Sexta Extinção em Massa. **Este não é apenas um rótulo elegante que você pode arquivar e esquecer. É uma *realidade* premente, tanto quanto o são a poluição e o aquecimento global.**

Uma floresta, sem dúvida, não é apenas a soma das árvores de uma determinada área. Mesmo que pudéssemos ver de uma só vez as árvores de uma floresta, ainda assim não veríamos a floresta. O motivo não é que a *floresta* seja simplesmente um conceito abstrato, o que na verdade também é. Na condição de uma realidade viva, a floresta é muito mais do que as árvores que definem a sua característica mais notável. Ela é um sistema vivo incrivelmente complexo. Ela é um *todo* vivo.

Nessa condição, a floresta está interligada até mesmo com formas de vida que a cercam. Esse fato é mais bem ilustrado pela extraordinária descoberta de que pode haver um relacionamento recíproco entre as árvores e o salmão. Enquanto as árvores proporcionam o abrigo e a sombra necessários para que o salmão desove rio acima, o salmão, por sua vez, alimenta a floresta com importantes nutrientes. Durante os anos em que nada nas águas profundas do Oceano Pacífico, o salmão armazena no corpo o nitrogênio pesado N15. No período da desova, muitos são capturados por ursos e arrastados para a floresta para ser devorados. As partes do salmão que não são ingeridas atuam como um excelente fertilizante.

A fim de avaliar plenamente as seguintes deliberações a respeito das florestas e do desmatamento, precisamos vestir por um momento o manto do filósofo. Não há dúvida de que os fatos e os números falam por si mesmos, mas na ausência da atitude apropriada, eles podem não lograr o seu intento. Afinal de contas, temos que supor que os dirigentes das corporações conheçam os mesmos fatos e números, pois sempre conseguem minimizar a importância destes últimos ou contorná-los quando discutem o meio ambiente.

Especialmente quando consideramos a crise planetária atual, não devemos sucumbir ao conveniente hábito positivista de divorciar o fato do valor. Em vez disso, deveríamos permitir que os fatos terríveis não apenas permeiem a nossa mente mas também exerçam um impacto em todo o nosso ser. Somente então encontraremos a sabedoria e a força interior para responder de um modo apropriado.

A partir da perspectiva do aquecimento global, as florestas são vitalmente importantes porque são "sequestradoras de carbono" de primeira ordem: as árvores, o solo e a turfa absorvem uma quantidade considerável de dióxido de carbono e as árvores também desprendem oxigênio. O processo completo, que é bastante complexo, exerce um maravilhoso efeito refrescante, como sabe qualquer pessoa que já teve o prazer de caminhar na mata. As florestas também produzem chuva.

Em outras palavras, precisamos das nossas florestas! Enquanto as florestas maduras tendem a ser carbono-neutras, aquelas com uma grande quantidade de árvores em crescimento engolem mais dióxido de carbono do que liberam à noite. As florestas antigas são muito importantes porque são um refúgio para uma enorme variedade de plantas e animais. Infelizmente, são exatamente as árvores realmente grandes das florestas bem antigas que a indústria madeireira cobiça e destrói impiedosamente.

De acordo com a Avaliação Global de Recursos Florestais* de 2005, que examinou 229 países, as florestas da Terra representam cerca de 283 gigatoneladas** de carbono em biomassa. Isso quer dizer que 283 gigatoneladas de carbono não foram parar na atmosfera! Entretanto, devido ao desmatamento, desde 1990 esse número vem se reduzindo, de um modo alarmante, em 1,1 gigatonelada por ano.

Estima-se que, originalmente, cerca de metade da superfície da Terra estivesse coberta por florestas. Hoje, resta apenas um quinto de florestas antigas — cerca de 15 milhões de quilômetros quadrados. Trinta e nove por cento dessa área arborizada está ameaçada pelas atividades humanas (como o crescimento urbano descontrolado e especialmente a derrubada das árvores). A partir de 1900 d.C., aproximadamente 90% das florestas tropicais litorâneas da África Ocidental foram destruídas; 65% das florestas da América Latina; 93% das florestas da Ásia do Sul e, inacreditavelmente, 97% das florestas da Europa. Por volta de 1700 d.C., a América do Norte ainda estava coberta por aproximadamente 60% de florestas. Em 1900, a área arborizada encolhera para 45%, e hoje, encontra-se em 28%. A derrubada prossegue a pleno vapor, e 900 milhões de árvores acabam nas fábricas americanas de papel e de polpa.

Segundo o Greenpeace, a derrubada das árvores em todo o planeta, tanto a legalizada, para fins industriais, quanto a ilegal, priva a Terra de cerca de 9 milhões de hectares por ano. A derrubada industrial produz uma receita anual de aproximadamente 150 bilhões de dólares. Além disso, a derrubada industrial global é amparada anualmente por bilhões de dólares em subsídios do governo, um indicador do enorme empenho dos governos em manter sem dívidas a economia dos seus países.

É praticamente impossível estimar os lucros derivados de uma derrubada ilegal e difundida. O Banco Mundial estimou que essa atividade representa uma perda entre 10 e 15 bilhões de dólares para os países produtores de madeira. Na Indonésia, calcula-se que 90% da derrubada seja feita ilegalmente; no Brasil, esse percentual situa-se entre 60 e 80%.

---

* Global Forest Resources Assessment. (N. da T.)

** Unidade de medida de massa igual a 1 bilhão de toneladas. (N. da T.)

O que torna o roubo ainda pior é o fato que se descobriu que as receitas por ele geradas têm sido usadas para financiar atividades execráveis, como guerras civis e o crime organizado. Todo esse lucro proveniente das florestas, tanto o legal quanto o ilegal, representa uma minúscula fração do que as florestas "valem" sob o aspecto ambiental se forem deixadas como estão em vez de ser saqueadas.

O desmatamento é uma importante causa do aquecimento global. Por incrível que pareça, o Protocolo de Kyoto não levou o desmatamento em conta ao calcular a emissão de carbono das nações participantes. A proteção das florestas deveria se tornar uma prioridade absoluta quando levamos em conta o aquecimento global.

A devastação causada pelo desmatamento pode ser vista de imediato em países como a Etiópia, país que há meio século ainda era 98% arborizado mas cujo território é hoje coberto por apenas 14% de florestas. Analogamente, a China perdeu a maior parte das suas florestas e somente cerca de 18% da sua massa continental ainda é coberta por florestas. De acordo com estatísticas do governo chinês, a nação vem plantando aproximadamente 35 bilhões de árvores desde 1982. As pessoas fisicamente aptas são encorajadas a plantar várias árvores por ano, ou até mesmo espera-se que o façam, o que consideramos uma excelente política, digna de ser imitada. Ainda assim, no entanto, 2.460 quilômetros quadrados de terra coberta de vegetação sucumbem anualmente ao deserto, dando assim seguimento à trajetória ecológica descendente. O desenvolvimento excessivamente rápido do país (por conseguinte a derrubada exagerada), a má administração e a corrupção desempenham um papel nesse fiasco.

Há relativamente poucos anos, eu (Brenda) participei de um programa de plantação de árvores no Canadá e, ao longo dos anos, tenho plantado milhares de árvores. O plantio de árvores exige muito esforço físico devido às longas e árduas horas necessárias para plantar as mudas no solo. No entanto, considerei a experiência extraordinariamente gratificante. Embora mais recentemente eu não tenha participado de um programa desse tipo, nós dois contribuímos regularmente para o Trees for the Future* e incentivamos outras pessoas a fazer o mesmo.

---

* Entidade sem fins lucrativos que ajuda comunidades ao redor do mundo a plantar árvores, por meio da distribuição de sementes, do treinamento em agroflorestamento e de programas rurais. O site é http://www.treesftf.org/main.htm. (N. da T.)

No entanto, ao contrário de Al Gore, o ex-vice-presidente dos Estados Unidos, *não* contamos com esse programa e outros semelhantes para "neutralizar" a nossa pegada de carbono. Sabemos que também precisamos reduzir significativamente as nossas emissões de carbono simplificando o nosso estilo de vida.

A nossa civilização industrial tem um enorme apetite pelas árvores, que são convertidas em milhares de produtos de consumo, com um destaque especial para o papel. A população dos Estados Unidos constitui apenas 5% da população mundial; no entanto, segundo o Conselho de Defesa dos Recursos Naturais, os americanos consomem 27% de toda a madeira comercialmente extraída. Esse percentual abarca 80 dos produtos das florestas canadenses, inclusive a madeira serrada, o papel de jornal, os guardanapos e o papel higiênico. Grande parte dele é oriunda do corte-raso* da floresta virgem, uma utilização frívola e indesculpável de árvores antigas.

Setenta por cento dos animais terrestres vivem nas florestas, e quando os privamos do seu lar natural, inexoravelmente os empurramos em direção à extinção. Além disso, cerca de 60 milhões de povos indígenas dependem da floresta para a sua subsistência, e para 1,6 bilhão, a floresta é o seu meio de vida. O desmatamento, frequentemente na forma do implacável corte-raso, é um rematado desastre ambiental e social.

À medida que despimos a Terra da superfície arborizada, nós nos privamos do cordão umbilical que nos mantém vivos. Sem florestas, estamos mortos.

É claro que, à semelhança do que acontece com outras questões ambientais, nem as corporações nem os governos coniventes são os únicos culpados do desmatamento. As corporações derrubam árvores devido à incessante demanda por madeira e produtos de madeira. Na realidade, o consumidor que irrefletidamente compra e também desperdiça produtos da floresta é que é em grande medida, no final, responsável pelo desmatamento. Estou falando de você e de nós.

Vamos dar apenas alguns exemplos impressionantes do consumo exagerado nessa área particular: o consumo de papel dos Estados Uni-

---

* Em inglês, *clearcutting*. É um processo no qual todas ou quase todas as árvores de uma determinada área são cortadas. (N. da T.)

dos é fenomenal; todos os anos, inacreditavelmente, os americanos consomem 87 milhões de toneladas de papel e produtos de papel. Se cada casa americana substituísse um rolo de papel higiênico de 500 folhas fabricado a partir da madeira cortada de florestas virgens por papel reciclado, 297 mil árvores poderiam ser salvas, bem como 450 milhões de litros de água e 34 mil metros cúbicos de aterro sanitário. Além disso, em 1999, os americanos usaram cerca de 10 bilhões de sacolas de compras de papel, o que se traduz em 15 milhões de árvores, uma utilização esbanjadora de árvores e um número absurdo. "Vai querer sacola de papel ou de plástico?" A conhecida pergunta na caixa dos supermercados americanos está completamente errada. A resposta deveria ser "nenhuma das duas", e todos deveríamos carregar conosco a nossa própria sacola de compras feita de cânhamo ou de material reciclado.

Em março de 2007, San Francisco aprovou uma lei proibindo os supermercados, as farmácias e as lojas de conveniência de usar sacolas de plástico não recicláveis e não biodegradáveis feitas de combustíveis fósseis. No dia 2 de abril de 2007, a pequena cidade de Leaf Rapids em Manitoba, que foi fundada em 1970 como uma cidade amiga do meio ambiente, deu vários passos mais adiante. Ela se tornou a primeira municipalidade na América do Norte a proibir as sacolas de compras de plástico descartáveis. A lei entrou imediatamente em vigor. Todos os residentes receberam uma bolsa de pano, e os varejistas que desobedecerem a nova lei poderão de agora em diante esperar receber uma multa de mil dólares por dia. Parabéns!

As empresas americanas usam o inacreditável número de 500 milhões de paletes,* dois terços das quais são jogadas fora em aterros sanitários sem ser recicladas ao menos uma única vez. Os chineses, igualmente, produzem cerca de 45 bilhões de hashis descartáveis a cada ano, que consomem aproximadamente 25 milhões de árvores.

Todas essas são aplicações extremamente triviais da preciosa madeira extraída principalmente de florestas antigas, que em vez de ser submetidas ao corte-raso deveriam ser celebradas como um tesouro nacional e, na realidade, internacional. Para interromper essa dizimação irresponsável e irrefletida das florestas do mundo, precisamos claramente modificar a maneira como pensamos a respeito dos recursos da Terra e

* Plataforma móvel usada para armazenar e transportar produtos nos armazéns. (N. da T.)

mudar radicalmente o nosso estilo de vida para acompanhar essa transformação.

Sentimos que os praticantes de Yoga não devem ter nenhuma dificuldade em estender a sua reverência pela vida às florestas em particular. Afinal de contas, muitos dos grandes mestres que ajudaram a criar a maravilhosa tradição do Yoga eram habitantes da floresta, contando entre eles sábios como Vyasa, Vasishtha, Bharadvaja, Bhrigu, Markandeya, Uttanka e assim por diante. Até mesmo os cinco príncipes Pandava, cuja extraordinária história é narrada no poema épico *Mahabharata* (e no *Bhagavad-Gita* nele contido), viveram escondidos na floresta durante doze anos.

Os antigos sábios encaravam a floresta como uma aliada e tomavam cuidado para não causar nenhum dano a ela ou aos seus habitantes não humanos. A reverência demonstrada às árvores é captada num antigo hino do *Rig-Veda* (10.146) dirigido ao Espírito da Floresta (Aranyani), que é "rico em alimentos [ainda não] não cultivados" e não causa nenhum mal a não ser que seja abordado agressivamente.

No *Brihad-Aranyaka-Upanishad* (3.9.28.1ss.), que é amplamente considerada a mais antiga escritura sanscrítica do seu gênero, encontramos um texto altamente instrutivo. Ele faz uma analogia entre o ser humano e a árvore para ilustrar o arcaico ensinamento "Como é dentro, assim é fora": assim como a árvore tem polpa, fibras, casca, folhas, seiva e sementes, o ser humano tem carne, nervos, pele, cabelo, sangue e sêmen. Ao contrário da árvore, contudo, que não continua a viver e crescer quando é cortada, o ser humano morre e depois renasce.

O ensinamento gnóstico do renascimento, enunciado inicialmente com clareza nos primeiros *Upanishads*, era naqueles dias considerado um grande segredo e portanto tinha que ser ensinado nas florestas, fora da aldeia, para que pessoas não qualificadas não o ouvissem por acaso.

Esse ensinamento forma uma parte integrante das grandes tradições espirituais da Índia, o hinduísmo, o budismo e o jainismo, e também pode ser encontrado em muitas outras tradições. De acordo com uma pesquisa de opinião realizada pela CNN em 1990, um terço dos americanos acredita na reencarnação. Uma pesquisa de opinião da Gallup colocou essa proporção em um quarto, o que ainda assim é um número bastante significativo.

Este não é o lugar para discutir a validade dessa crença amplamente alimentada. Entretanto, se ela for verdadeira, existe uma consequência interessante: **nós, que estamos causando a atual crise ecológica, poderemos muito bem ter que voltar para colher as repercussões kármicas do nosso consumo exagerado, indiferença e falta de reverência pela vida como um todo anteriores.**

5

A REVERÊNCIA PELO ALENTO DA VIDA

A respiração ofegante da vida

Depois do nitrogênio, o oxigênio é o componente mais comum na atmosfera terrestre (quase 30%). De acordo com a massa, ele constitui 86% dos oceanos do mundo e 49% da crosta terrestre. Em decorrência da fotossíntese, o fitoplâncton produz aproximadamente 70% de todo o oxigênio do planeta, enquanto a vegetação, particularmente as árvores, é responsável pelos 30% restantes.

Uma única árvore madura pode absorver, em média, cerca de 12 quilogramas de dióxido de carbono (a substância ruim) ao longo de um ano, gerando em troca 118 quilogramas de oxigênio, o que é suficiente para uma criança pequena. De acordo com a NASA, considerando que um adulto precisa de 840 gramas por dia, ele precisaria de aproximadamente 306 quilogramas de oxigênio por ano e portanto necessitaria de um pouco mais de duas árvores maduras ou de uma árvore bem grande.

Lamentavelmente, como foi mencionado anteriormente, estamos cortando árvores como se fossem folhas de grama, e a poluição está destruindo os minúsculos organismos marinhos que chamamos de fitoplâncton. Até onde sabemos, ninguém ainda calculou com precisão de que maneira essa devastação afeta a produção de oxigênio no nosso planeta. Pensamos no ar como outro recurso inexaurível mas evidentemente ele não o é. O ar que nos cerca depende de organismos à base de clorofila, que precisam de um ambiente saudável para sobreviver incessantemente.

Isso nos conduz ao ensinamento do Hatha-Yoga que diz que uma pessoa adulta respira 21.600 vezes por dia, o que corresponde aproximadamente às estimativas científicas. Pressupondo um tempo de vida ideal de 84 anos segundo o Yoga, isso equivale a aproximadamente 662 milhões de respirações durante a vida. Os mestres do Yoga aparentemente não tinham nenhum conhecimento do papel da fotossíntese das plantas na produção de oxigênio ou do papel no oxigênio na fisiologia humana. No entanto, eles reconheciam havia muito tempo a importância da respiração para a saúde física e, acima de tudo, para a conexão corpo-mente.

Há cerca de cinco milênios, o arcaico *Atharva-Veda* estabeleceu a ligação entre a vida e a respiração, usando o termo sanscrítico *prana* para ambos. *Prana* significa literalmente "respirando" (*pra* + *ana*, "respirar"). Por um lado ele designa o ar que respiramos; pelo outro, ele representa a energia vital, o *élan vitale*, que é muito mais sutil do que o ar e que é o agente primário vivificante e que sustenta a vida.

O *prana* é a força vital onipresente, que é encontrada tanto dentro do corpo quanto ao redor dele. Onde quer que existam ou sejam possíveis formas de vida, o *prana* está inevitavelmente presente. Existe uma interligação essencial entre o *prana* e o ar que respiramos. O ar bom, a partir do ponto de vista yogue, é o ar rico em *prana*; o ar mau tem deficiência de *prana*.

A noção pré-científica do *prana* é rejeitada pela ciência convencional, embora alguns intrépidos pesquisadores a tenham adotado para explicar algumas das suas constatações, chamando-o de "bioplasma" ou "bioenergia".* Este não é o lugar adequado para entrar em detalhes a respeito dessa fascinante redescoberta do *prana*. Aqui estamos principalmente interessados no entendimento do Yoga e na aplicação do *prana* e no que isso significa hoje para os adeptos, que precisam lidar com a poluição do ar.

Assim como a água que bebemos e o alimento que comemos podem introduzir substâncias tóxicas no laboratório químico do nosso corpo, a nossa respiração também transporta um ar potencialmente poluído para o nosso pulmão. Partindo do princípio que você seja suficientemente afortunado para ser capaz de beber uma água segura e comer os chamados alimentos "orgânicos", mesmo assim você é obrigado a respirar

---

* Ver, por exemplo, Hiroshi Motoyama, *Theories of the Chakras* (Wheaton, Ill.: Theosophical Publishing House, 1977); Hiroshi Motoyama com Rand Brown, (ctd.), [*Teoria dos chakras*, publicado pela Editora Pensamento, São Paulo, 1988.] *Science and the Evolution of Consciousness: Chakras, Ki and Psi* (Brookline, Massachusetts: Autumn Press, 1978); ver também Robert Becker e Garyl Seldon, *The Body Electric* (Nova York: William Morow, 1985).

o mesmo ar mais ou menos poluído que todas as outras pessoas, o que representa um risco substancial para a saúde.

Se você mora na cidade ou nas proximidades de uma, pode estar certo de que o ar que você respira está contaminado pelos vapores do cano de descarga de milhares de automóveis e, talvez, pela chaminé de fábricas ou de centrais elétricas. Se você mora em uma área rural na qual as culturas são borrifadas com pesticidas, você também está exposto ao ar contaminado. Mesmo que você nunca saísse de casa, você ainda teria que lidar com a liberação de gases dos materiais plásticos, dos adesivos e das substâncias contidas nos produtos de limpeza.

Os norte-americanos passam em média até 90% do tempo em ambientes fechados. Ao lado da falta de exercício que esse hábito pode revelar, viver em ambientes fechados também encerra um fator oculto que afeta de uma maneira adversa a saúde de muitas pessoas. Estamos nos referindo, literalmente, aos milhares de substâncias químicas que podem ser encontradas nos produtos usados na construção de casas (derivados da madeira, colas, tintas, materiais sintéticos como os isolantes e os tapetes etc.).

Esse fator oculto só foi identificado como um risco significativo para a saúde nas décadas mais recentes. Em grande medida por ignorância, a nossa espécie debilitou até mesmo o ambiente mais imediato, ou seja, as casas em que vivemos. Em consequência disso, estamos sofrendo de dores de cabeça debilitantes, de doenças do sistema nervoso e particularmente de vários tipos de câncer.*

A escolha mais segura seria viver ao ar livre debaixo de uma árvore em um bosque protegido, como muitos yogues da Índia vêm fazendo há um longo tempo. Compreendemos que essa opção não é nem universalmente possível nem prática. Alternativamente, você pode eliminar os piores contaminantes do ar da sua casa, cercar-se de belas plantas produtoras de oxigênio, ou fazer passeios diários em um jardim arborizado ou em um parque público (desde que ele seja grande o bastante e não esteja rodeado por ruas movimentadas).

Não é difícil perceber que o ar poluído não apenas afeta adversamente o corpo mas também, por intermédio do sistema nervoso e do

---

* Um exame mais atento dos problemas com casas novas e velhas, e possíveis soluções, é encontrado em Athena Thompson, *Homes That Heal And Those That Don't* (Gabriola Island, B.C.: New Society Publishers, 2004).

cérebro, pode exercer um impacto negativo na mente. Eis um exemplo simples: quando inalamos um ar que contém um percentual elevado de monóxido de carbono (produzido pelos vapores do cano de descarga, aquecedores a querosene, aquecedores a gás, fogões a carvão ou a lenha etc.), logo ficamos nauseados, tontos e desorientados, podendo até mesmo desmaiar. Segundo a Organização Mundial de Saúde, a poluição do ar em ambientes fechados mata 1,6 milhão de pessoas por ano. Esta é provavelmente outra flagrante subestimação.

Os yogues sempre prestaram muita atenção ao vínculo entre a respiração e a mente. Quando a nossa mente está agitada, temos a tendência de respirar de um modo irregular e mais rápido. Quando a mente está calma, a respiração se inclina a ser harmoniosa e profunda. Inversamente, quando o corpo está carregado de substâncias químicas tóxicas, ele se esforça para manter as suas diversas funções mobilizando o sistema imunológico. Esse modo de alerta fisiológico se manifesta em uma pulsação mais rápida e um ritmo respiratório irregular e acelerado, o que, por sua vez, desequilibra a mente. Como é dentro, assim é fora.

Encontramo-nos em um momento no qual a questão fundamental não é definir se o ar que respiramos é poluído e sim qual o seu grau de poluição. A partir das fotografias dos satélites da NASA, podemos discernir a enorme extensão da poluição em certas partes do mundo, particularmente na China, na Índia, na Europa e na América do Norte. O nosso planeta azul, que está suspenso como uma gema rara no espaço do nosso sistema solar, está adquirindo zonas cada vez maiores de uma bruma feia e venenosa, um indício revelador da contaminação do ar resultante das indústrias, dos automóveis e dos animais de fazenda.

Os habitantes das cidades estão especialmente expostos aos efeitos nocivos do ar poluído. Qualquer pessoa que já tenha visitado metrópoles como Nova York, Los Angeles, Pequim, Mumbai (Bombaim), a Cidade do México, São Paulo ou Tóquio certamente saberão o que quer dizer a poluição do ar: um manto amarronzado sinistramente suspenso sobre a cidade, olhos lacrimejantes, nariz escorrendo, dor de garganta, tosse, chiado no peito, dor de cabeça e erupções cutâneas.

Ao longo da última década, algumas das grandes cidades vêm se esforçando para purificar o ar na sua área. Elas só alcançaram um êxito limitado, tornando mais rígidas as leis contra a poluição do ar e também plantando dezenas de milhares de árvores.

Em 2007, Michael Bloomberg, o prefeito de Nova York, apresentou o inventário mais detalhado até então sobre as emissões de gás de estufa na história dos Estados Unidos. Vários meses antes, ele anunciara uma política que reduziria as emissões em 30% de Nova York até 2030. Considerando as repercussões previstas do aquecimento global, essa política pode não parecer muito eficiente, mas temos que nos lembrar de que em 2030 a cidade terá mais um milhão de residentes, e a sua população será de 9,2 milhões. Às vezes temos a impressão de que o mundo está dando um passo à frente e dois atrás.

De acordo com as estatísticas do prefeito Bloomberg, em 2005 a cidade de Nova York produziu o dióxido de carbono equivalente de 58 milhões de toneladas, o que corresponde a cerca de 1% do CO_2 equivalente gerado pelos Estados Unidos como um todo, e equivale a um terço da quantidade média per capita. O fato de os nova-yorquinos estarem amontoados em um espaço relativamente pequeno tem algo a ver com isso. Entretanto, de acordo com o programa U.S. City Rankings do SustainLane,* no que diz respeito à qualidade do ar de Nova York ocupa um modesto 42º lugar entre as cinquenta cidades mais "verdes" dos Estados Unidos.**

Como parte dessa iniciativa, o prefeito Bloomberg também anunciou que prevê que em 2017 um milhão de árvores terão sido adicionadas aos 5,2 milhões já existentes nas ruas da cidade. Inquestionavelmente, as árvores preservam enormemente a vida em um ambiente tão poluído, mas os residentes também precisam participar voluntariamente, reduzir as suas emissões de CO_2 por meio de ações relativamente simples, utilizando, por exemplo, o transporte solidário, valendo-se sempre que possível do transporte público, comprando e usando carros eficientes em consumo de combustível, limitando a utilização dos automóveis aos objetivos essenciais e também comprando produtos manufaturados e agrícolas que envolvam a menor distância possível de transporte.

---

* O SustainLane é o maior guia de sustentabilidade da Web administrado por pessoas e não por empresas: http://www.sustainlane.com. O programa U.S. City Rankings é o relatório mais completo sobre as 50 cidades mais populosas dos Estados Unidos quanto à sustentabilidade urbana. A classificação explica como a qualidade de vida das pessoas e a condição de preparo econômico e administrativo das cidades estão propensas a se sair em face de um futuro incerto. (N. da T.)

** Ver Warren Karlenzig et al., *How Green Is Your City? The SustainLane US City Rankings* (Gabriola Island, British Columbia: New Society Publishers, 2007).

Nova York empreendeu o seu inventário de emissões de gás de estufa como parte da campanha das Cidades para Proteção do Clima, que foi lançado pelo Conselho Internacional para Iniciativas Ambientais Locais. O ICLE,* hoje chamado de Governos Locais pela Sustentabilidade, foi fundado em 1990 sob o patrocínio do Programa Ambiental das Nações Unidas.

Nada menos do que 750 cidades estão participando dessa campanha internacional, inclusive 240 cidades americanas. Entre elas está Los Angeles, cuja qualidade do ar é a pior das cinquenta cidades americanas avaliadas pelo SustainLane. Pequim, a Cidade do México, Mumbai e São Paulo, assim como um número enorme de outros centros urbanos, deixaram até agora de tomar medidas corretivas expressivas. Com mais 17 milhões de habitantes, São Paulo é uma verdadeira cloaca de poluição.

Há alguns anos, eu (Georg) visitei o Brasil e me lembro de ter tido uma grave dor de cabeça depois de passar um único dia naquela metrópole infernal. Fui hospedado por um amigo, que gentilmente me colocou em um quarto no terceiro andar do seu prédio de onde eu podia observar nuvens de fumaça negra passando pela minha janela: os vapores, com um cheiro horrível, de uma frota interminável de ônibus. No final da minha permanência, que misericordiosamente durou apenas uma semana, eu estava me sentindo muito doente no corpo e no coração.

Quando eu ainda morava na Califórnia, no final da década de 1990, eu periodicamente saía de Lake County, passava pelos vales de Sacramento e San Joaquin e ia até Los Angeles. Em seguida, descia pelo flanco sul da Grapevine (oficialmente a Castaic-Tejon Route) e chegava ao vale de Los Angeles, onde, sem exceção, enfrentava os desagradáveis efeitos do ar intensamente poluído da cidade no meu sistema respiratório. Os meus sintomas imediatamente desapareciam assim que eu deixava a insalubre bolha de ar de Los Angeles e chegava a Santa Barbara, a 145 quilômetros de distância.

A poluição do ar é particularmente trágica na Índia, o berço do Yoga, que está muito ocupada no momento tentando alcançar o resto do mundo industrializado. Eis o que o jornalista Edward Luce, que passou vários anos nesse país, tem a dizer a respeito da poluição do ar na Índia:

* Sigla no nome em inglês, International Council for Local Environmental Iniciatives. (N. da T.)

> "A qualidade do ar na Índia está declinando com a mesma rapidez com que a economia do país está melhorando (sem que isso seja considerado um custo). Estima-se que um oitavo das mortes prematuras da Índia seja causado pela poluição do ar... Nas povoações, as pessoas morrem cedo de doenças respiratórias porque não têm eletricidade ou acesso ao gás. O clima e a topografia da povoação tornam inviável queimar esterco de vaca, ou madeira, ao ar livre. Assim sendo, elas acendem o fogo dentro de casa, e gradualmente vão ficando sufocadas até que morrem."*

Luce, que trabalhou em Nova Delhi de 2001 a 2006 como chefe de departamento do *Financial Times*, deixou de mencionar que Nova Delhi, a capital da Índia, é considerada por algumas pessoas como a cidade mais poluída da Ásia. Pequim, com mais de 11 milhões de habitantes, não pode estar muito atrás. No entanto, a cidade mais poluída do mundo é, de longe, a Cidade do México. Muitos dos seus 18 milhões de residentes estão sofrendo não apenas de dificuldades respiratórias como até mesmo de alterações permanentes nas células da mucosa do nariz e da garganta, prenunciando um possível câncer mais tarde na vida.

Em 2006, a Organização Mundial de Saúde (OMS) desafiou os governos do mundo a intensificar os seus esforços no sentido de melhorar a qualidade do ar nas cidades. Nas suas diretrizes, elaboradas em consultas com oitenta proeminentes cientistas, a OMS selecionou o material particulado (especificamente as partículas inaláveis MP_{10}), o dióxido de enxofre e o dióxido de nitrogênio criados pela combustão de combustíveis fósseis, bem como o ozônio.

O ozônio é um "filtro solar" protetor na estratosfera superior, mas é bastante letal quando encontrado na faixa de ar próxima ao solo, como acontece quando o trânsito está intenso. Em 1974, cientistas confirmaram que havia um buraco enorme, que estava aumentando, na camada de ozônio da estratosfera, o qual, em 2000, se tornara um abismo de 28 milhões de quilômetros quadrados. Implacáveis raios ultravioleta têm se derramado através desse buraco, ameaçando alterar e destruir o material genético das plantas, dos animais e dos seres humanos. O aumento

* Edward Luce, *In Spite of the Gods: The Strange Rise of Modern India* (Nova York: Doubleday, 2007), p. 342.

surpreendente da incidência do câncer de pele é uma consequência direta da diminuição da camada de ozônio.

Os buracos na camada de ozônio — um sobre as regiões árticas, o outro sobre a Antártida — são o resultado surpreendente do crescente uso de fluorcarbonos, como os utilizados nas latas de aerossol, geladeiras e aparelhos de ar condicionado. Com a remoção progressiva dos fluorcarbonos nos produtos de consumo, alguns cientistas estão seguros de que os buracos na camada de ozônio corrigirão a si mesmos; outros estão menos otimistas.

Nesse meio-tempo, o ozônio no nível do solo, que é gerado pelos vapores dos canos de descarga interagindo com outras substâncias químicas na presença da luz solar, continua a comprometer a saúde dos habitantes das cidades. Além disso, como o ozônio, à semelhança de outros poluentes do ar, pode se deslocar ao longo de muitos quilômetros, mesmo aqueles que moram nos subúrbios ou na região rural podem ficar igualmente expostos aos seus efeitos nocivos.

Se forem aplicadas da maneira apropriada, as diretrizes da OMS certamente ajudariam a reduzir em 15% as mortes causas pelo ar poluído. De acordo com as estatísticas do governo canadense, cerca de seis mil cidadãos morrem anualmente em decorrência da poluição do ar, e as estatísticas de outros países não são muito diferentes.

Além dos efeitos nocivos do material particulado, do dióxido de enxofre, do dióxido de nitrogênio e do ozônio, a exposição por um longo período a um ar que contenha um elevado conteúdo de chumbo proveniente dos vapores dos canos de descarga dos automóveis também pode se revelar letal. Sabe-se que essa exposição pode causar danos ao fígado, aos rins e ao sistema reprodutor, e também prejudicar as funções cerebrais; os efeitos são semelhantes àqueles que mencionamos no caso da água que contém chumbo. A exposição ao chumbo também tem sido relacionada ao comportamento antissocial, que se tornou um problema importante nas escolas. De acordo com a American Academy of Pediatrics, existe uma nítida correlação entre níveis elevados de chumbo no corpo e um nível inferior de inteligência.

Segundo parece, as nossas cidades produzem não apenas cidadãos pouco saudáveis como também, possivelmente, mentalmente deficientes. Hoje, no entanto, devido à difundida utilização de pesticidas, o ar do campo pode ser igualmente prejudicial à saúde. Nós, que moramos na província de Saskatchewan, que produz quase a metade do trigo do Canadá, sabemos que nem mesmo os amplos espaços abertos são necessariamente saudáveis. Eles podem estar tão repletos de material particulado quanto qualquer cidade grande.

Além da combustão nos locais de eliminação de lixo, da queima periódica das culturas agrícolas, do fogo resultante da queima da madeira e do carvão para uso doméstico, e do uso do carvão para gerar eletricidade, essa província também tem a sua parcela de poeira de solo soprada pelo vento e de poeira de numerosas estradas de sistemas de grades rodoviárias não pavimentadas.

Além disso, sentimos ter que dizer, Saskatchewan é a maior produtora de CO_2 do Canadá devido à sua produção de combustíveis fósseis, ao fato de usar carvão para gerar eletricidade e ao transporte intensivo (a maior parte dos seus recursos naturais e dos produtos de consumo é exportada para os Estados Unidos ou para locais ainda mais distantes).

Mencionamos no Capítulo 3 a poluição do ar causada pela criação extensiva de porcos. Outros animais de fazenda cobram o seu próprio preço no que diz respeito à contaminação do ar. Por reconhecer esse problema, o Sierra Club* recomendou que fossem proibidas novas lagunas ao ar livre (para esterco líquido) e que fosse criado um programa para desativar as instalações existentes. A entidade também propôs que as fazendas-fábricas intensivas devem ser tratadas como todos os outros poluidores e ser submetidas a padrões bem mais rigorosos para ajudar drasticamente a reduzir a produção dos gases de estufa.

Localmente, talvez a parte mais letal da poluição do ar em Saskatchewan, bem como em outras regiões produtoras de grãos, seja o uso difundido de pesticidas: cerca de oito milhões de toneladas por ano!** Embora esse número equivalha apenas a 50% do índice de utilização dos Estados Unidos e 20% do da França, ainda assim as oito toneladas re-

---

* O Sierra Club é a maior e mais antiga organização ambientalista dos Estados Unidos. Foi fundada em 1892 em San Francisco, na Califórnia, pelo famoso conservacionista e preservacionista John Muir, que se tornou o seu primeiro presidente. O Sierra Club tem centenas de milhares de membros nos Estados Unidos e é associado ao Sierra Club Canada. (N. da T.)

** Precisamos acrescentar aqui a seguinte ressalva: como a poluição não reconhece fronteiras nacionais ou étnicas, ela se espalha por toda parte, de modo que pesticidas usados em uma determinada área também poderão ser encontrados em outras, mesmo sem nunca ter sido usados lá. Este é o caso da neurotoxina Malathion encontrada no leite materno das mulheres esquimós.

presentam uma carga significativa de oito toneladas para cada habitante de Saskatchewan. A partir da nossa perspectiva, são oito toneladas em excesso.

Por que, então, optamos por viver aqui? Bem, existem poucos lugares no Canadá e no resto do mundo que *não* tenham alguma forma de poluição do ar ou onde outras condições (como o cenário político e a qualidade de vida) sejam iguais. Por sorte, a província de Saskatchewan tem uma área de pouco mais de 650 mil quilômetros quadrados e é escassamente povoada. Quase metade da terra (ainda) está coberta por florestas, com 60 mil quilômetros quadrados ocupados por cursos de água navegáveis. Na maior parte do ano e, em muitas áreas, até mesmo as extensas pradarias ainda são um bem-vindo refúgio do ar degradado. Além disso, não temos que suportar quarteirão após quarteirão de prédios de concreto, fugir da hora do rush ou comprar a nossa comida em supermercados onde o preço dos produtos tem um elevado preço ambiental.

A tempestade que está se formando

O dióxido de carbono, do qual aproximadamente 80% é gerado pelas cidades, foi identificado como a principal causa do aquecimento global, e este último finalmente está sendo reconhecido como uma realidade, até mesmo pelo Governo Bush, inimigo do ambiente.* O que isso quer dizer de uma maneira concreta?

O Sol bombardeia constantemente o nosso planeta com os mais diferentes tipos de radiação, entre as quais estão a invisível luz infravermelha, a luz visível e os invisíveis, porém letais, raios gama. Como sabemos, uma parte significativa desse espectro de raios é formada de luz infravermelha, que experimentamos como calor. A estrela do nosso sistema solar confere vida sob a forma de luz e calor. No entanto, para que a vida seja possível, é preciso também que uma atmosfera esteja presente.

---

* As políticas ambientais de George W. Bush, Jr. favorecem claramente a indústria, e muitos ambientalistas as caracterizariam como singularmente hostis à Natureza e àqueles que defendem a causa da Natureza.

Ao longo de milhões de anos, um manto delicadamente equilibrado que se estende ao redor do mundo, composto por múltiplas camadas de ar, torna possível a biosfera da Terra. Até onde os cientistas conseguem enxergar, certamente nos últimos 10 mil anos, o nosso planeta tem desfrutado — até recentemente — uma regulagem de termostato de 14° centígrados na superfície.

À medida que a atmosfera é abastecida com um excesso de dióxido de carbono e outros poluentes inteiramente atribuíveis à atividade humana, o manto atmosférico está ficando mais denso. Os gases de estufa contribuem para captar calor nas regiões mais baixas do nosso envoltório atmosférico. Isso provoca a expansão do ar, que então aquece o solo e o oceano, o que, por sua vez, contribui para um maior aquecimento do ar. E assim por diante.

Pesquisas científicas demonstraram convincentemente que a temperatura basal do nosso debilitado planeta aumentou 0,4° Celsius em um único século. Isso pode parecer uma quantidade ridiculamente pequena, mas este não é o caso, como podemos reconhecer a partir dos indícios do aquecimento global, que estão em toda parte. O pior é que agora que foi desencadeado um desequilíbrio, podemos esperar que o chamado Efeito Estufa continue e até mesmo piore durante vários séculos até que um equilíbrio básico seja restabelecido. Mesmo que, por milagre, toda a poluição se extinguisse, a Terra continuaria a ficar mais quente.

Mais recentemente, cientistas descobriram que o aquecimento global encerra uma complicação adicional. Trata-se do efeito paradoxal do que eles chamam de "escurecimento global". Esta expressão diz respeito ao fato que houve uma redução gradual da luz solar devido ao material particulado na estratosfera, o que, na verdade, atua como um amortecedor no aquecimento global. Quando limpamos o ar, uma maior quantidade de luz solar atinge a superfície da Terra, e o ar aprisionado entre o solo e a camada de CO_2 na estratosfera fica ainda mais quente.

O escurecimento global foi descoberto em decorrência do ataque terrorista de 11 de setembro de 2001 às torres gêmeas de Nova York. O governo dos Estados Unidos proibiu durante três dias que aviões comerciais e particulares voassem sobre o território americano. Em consequência dessa determinação, o céu ficou limpo e o sol brilhou fortemente. Em seguida, Davis Travis, um cientista que trabalhava para a University of Wisconsin, descobriu que nesse breve espaço de tempo, a variação na amplitude da temperatura foi de 1° C! Ele constatou que as esteiras de fumaça produzidas pelos jatos que normalmente cobrem o céu tinham funcionado como um espelho, fazendo com que uma menor quantidade de luz solar atingisse o solo. Essa importante descoberta é, sem dúvida, a única coisa boa que adveio dos atentados de 11 de setembro!

Este parece o lugar ideal para inserir uma breve reflexão a respeito dos jatos e das viagens aéreas. De acordo com o Gabinete do Vice-secretário de Aviação e Assuntos Internacionais, nos 12 meses que terminaram em setembro de 2006, 152,9 milhões de passageiros foram transportados em companhias aéreas americanas e estrangeiras entre os Estados Unidos e o resto do mundo. Esse número representa 54,9% dos passageiros transportados pelo ar no mundo inteiro.

Apesar do fato de as notícias a respeito do aquecimento global terem sido amplamente disseminadas, as viagens aéreas nos Estados Unidos aumentaram em 2,6% com relação ao ano anterior, e espera-se que essa tendência ascendente continue. Um comunicado à imprensa divulgado pelo OAG* (Guia Oficial das Companhias Aéreas),* em 8 de maio de 2007, menciona que existem mais 114 mil voos e mais 17,7 milhões de assentos em 2007 do que em 2006. O principal motivo desse aumento são os 12 milhões de assentos adicionais de baixo-custo oferecidos por várias companhias aéreas.

Na realidade, o transporte aéreo é a fonte de poluição de dióxido de carbono que está crescendo mais rápido! A esteira de fumaça deixada para trás pelos jatos que voam em altitudes elevadas não consiste apenas em hidrocarbonetos não queimados, sulfatos, óxido de nitrogênio, dióxido de carbono e, em particular, o material particulado responsável pelo escurecimento global. Um voo de Nova York para Denver produz de 380 a 755 quilogramas de CO_2 por passageiro! Essa é aproximadamente a emissão de dióxido de carbono de um SUV durante um mês inteiro. Em outras palavras, as viagens em aviões a jato estão contribuindo para o Efeito Estufa. Em um artigo publicado no *USA Today,* Gary Stoller declara ironicamente o seguinte: "A aviação e o ambiente estão em rota de colisão".**

---

* Em inglês, Official Airline Guide. (N. da T.)

** Gary Stoller, "Concern grows over pollution from jets", *USA Today,* 19 de dezembro de 2006.

O aquecimento global e o escurecimento global formam um pacote e não podem ser abordados separadamente. A partir de uma perspectiva prática e realista, a única maneira de evitar o desastre total não é meramente reduzir as emissões que aumentam o material particulado no ar mas também reduzir drasticamente as emissões de dióxido de carbono. É por isso que a "solução" simplista de Al Gore para o aquecimento global não dará certo e, na realidade, terá o efeito oposto ao pretendido.

Os últimos modelos de mudança climática preveem um aumento na temperatura global de até 5,8° Celsius, o que resultará em uma temperatura basal de 19,8° Celsius em 2010.* Um aumento significativo na temperatura teria consequências catastróficas. Algumas estimativas consideram possível um aumento de 9° Celsius no final deste século, o que também faria com que o oceano aquecesse a um ponto que poderia ser fatal não apenas para a vida marinha como também para toda a vida na Terra.

O climatologista britânico Peter Cox, que acha que os modelos climáticos convencionais estão errados, calculou que um aquecimento de 10° Celsius poderia liberar os 10 mil bilhões de toneladas de metano que estão atualmente em repouso, congelados, no fundo do oceano. Veja bem, o metano é oito vezes mais forte do que o dióxido de carbono. Em consequência disso, ele voltaria para a Terra para o tipo de caldeirão efervescente que ele era há quatro bilhões de anos!

De qualquer modo, por mais moderado que o aquecimento global possa se revelar, mesmo assim ele terá repercussões mundiais indesejáveis e de amplas consequências. Entre elas estão o rápido derretimento das calotas glaciais, das calotas polares e das geleiras, o aumento nos níveis do mar, ondas de calor e secas mais frequentes e intensas, enormes furacões devastadores e o deslocamento ou a extinção de um número bem maior de espécies do que já é o caso.

Eis alguns exemplos para tornar mais concretos esses conceitos abstratos: em 1995, um bloco de gelo de 2 mil quilômetros quadrados se separou do Banco de Gelo Larsen na Antártida, "uma das manifestações mais espetaculares e aterrorizantes até o momento das sinistras mudan-

* Ver a monografia científica de Mohan Munasinghe e Rob Swart, *Primer on Climate Change and Sustainable Development: Facts, Policy Analysis and Applications* (Cambridge, Inglaterra: Cambridge University Press, 2005), p. 27.

ças que estão ocorrendo no planeta".* Sete anos depois, um bloco ainda maior se desintegrou, liberando 720 bilhões de toneladas de gelo no Mar de Wedell. Em 2003, esse banco de gelo que um dia foi enorme, com uma área de 11.512 quilômetros quadrados, estava medindo apenas 2.667 quilômetros quadrados. Vários dos outros 14 bancos de gelo da Antártida estão se retraindo a uma velocidade alarmante.

O gelo das regiões árticas também está encolhendo dramaticamente e, no ritmo atual, em 2100 poderá ter desaparecido. Enquanto nas regiões árticas a temperatura está subindo duas vezes mais rápido do que em qualquer outro lugar do planeta, na Antártida a taxa é de cinco vezes a média global. Os climatologistas estão observando a Groenlândia com uma particular preocupação, porque o gelo litorâneo da Groenlândia está derretendo a uma velocidade de 46 quilômetros cúbicos por ano. Na ocasião em que escrevo estas linhas, o mais recente relatório da NASA (datado de 29 de maio de 2007), baseado em leituras de sensores de satélites, revelou que o último degelo durou mais dez dias do que a média desde 1988.

Esse degelo já contribuiu significativamente para a elevação dos níveis do mar. Se toda a calota glacial da Groenlândia se derretesse, o nível do oceano subiria cerca de seis metros.

Talvez a demonstração mais dramática do aquecimento global seja o rápido derretimento das geleiras no último século. Em 1991, a imprensa deu destaque à descoberta de um "homem do gelo" com 5.300 anos de idade apelidado de Ötzi, encontrado em uma geleira nos Alpes austríacos. Além de fascinante para os entusiastas da arqueologia, essa descoberta também indicou que essa geleira específica havia recuado à sua posição de 5.300 anos antes.

Como demonstraram as pesquisas, as geleiras do mundo estão encolhendo rapidamente. As geleiras do Himalaia, por exemplo, que são a maior massa de gelo depois das calotas polares, abrange uma vasta área de 34 mil quilômetros quadrados. A parte nepalesa dessa ampla cadeia de montanhas conta com 3.300 geleiras, das quais 2.300 têm lagos glaciais. O Himalaia fornece anualmente 8,6 milhões de quilômetros cúbicos de água. O que aconteceria nos vales se as margens dos lagos

---

* Ross Gelbspan, *The Heat Is On: The High Stakes Battle Over Earth's Threatened Climate* (Reading, Massachusetts: Addison-Wesley, 1997), p. 1.

glaciais se rompessem ou se as geleiras desaparecessem? Esta não é uma pergunta hipotética, porque enchentes repentinas e violentas já ocorreram repetidamente ao longo das últimas sete décadas, arrebatando vidas humanas e não humanas, e causando um enorme dano à propriedade e ao meio ambiente.

O mais importante é que glaciologistas e hidrólogos expressaram a preocupação de que muitos dos grandes e pequenos rios do norte da Índia alimentados por geleiras possam secar já em 2035, o que deixaria sem água várias centenas de milhões de habitantes dessa região. Poucos deles têm consciência do problema, em parte devido à falta de instrução e em parte porque as geleiras do Himalaia não são adequadamente monitoradas e poucos trabalhos científicos são publicados a respeito delas.

Outro indício revelador do aquecimento global é a elevação dos níveis do mar. Nos últimos cem anos, o oceano subiu cerca de 23 centímetros. Uma vez mais, esse número não parece grande coisa. No entanto, países insulares como Tuvalu na região do Sul do Pacífico não concordam. A ilha de Tuvalu é um atol com três metros de altura e que hoje está sofrendo enchentes regulares, o que faz com que culturas agrícolas sejam destruídas e a terra sofra erosão. Às vezes, as crianças são obrigadas a ir a nado para a escola, porque a estrada está inundada.

Em 2004, reconhecendo a ameaça à continuação da sua existência, 43 países insulares do mundo inteiro formaram a Aliança de Pequenos Estados Insulares* para refletir sobre o seu destino e encontrar soluções para os níveis ascendentes do oceano e para os padrões atmosféricos cada vez mais prejudiciais. Mais de dois terços das povoações do mundo, que abrigam bem mais de 600 milhões de pessoas, estão espalhados pelas regiões litorâneas. Há quatro décadas, cerca de 7 milhões de pessoas eram anualmente vítimas de enchentes; hoje, essa é a experiência destrutiva de 150 milhões de pessoas.

Metade da superfície dos Países Baixos, ou Holanda, situa-se a pouco mais de 90 centímetros acima do nível do mar, e 27% da região está abaixo do nível do mar. Esta última parte é habitada por 9,4 milhões de pessoas, ou seja, por 60% da população dos Países Baixos. Há mais de 2 mil anos, os friesianos construíram as primeiras barragens para se proteger do Mar do Norte. Em 1287, os diques ruíram e o país foi invadido pela

* Alliance of Small Island States (AOSIS). (N. da T.)

água. Entre 1927 e 1932, foi construído o Dique Afsluitdijk, conhecido como Dique de Fechamento, com 30,5 quilômetros de extensão, mas não se espera que ele consiga deter as marés ascendentes.

Preparando-se para a prevista elevação adicional do nível do mar, a Holanda tem feito experiências com várias soluções tecnológicas para o problema da inundação, tais como casas anfíbias e estradas flutuantes. Entretanto, poucas nações insulares teriam recursos para seguir esse caminho de alta tecnologia, talvez mesmo nenhuma delas.

Sob o impacto das crescentes temperaturas do ar e da terra, bem como do oceano, o clima do mundo se desestabilizou. As secas têm ocorrido com mais frequência em regiões já áridas (como a Austrália, que está rapidamente ficando sem água); lugares nos quais nunca nevou durante o período da memória histórica, ou nos quais nevou apenas moderadamente, se viram, de repente, cobertos de neve (em 2006, várias cidades japonesas ficaram debaixo de uma espessa camada de neve e tiveram que ser literalmente desenterradas; chuvas torrenciais estão surpreendendo pessoas que tinham uma quantidade média de precipitação (como a Nova Zelândia em 2007).

Os prenúncios mais devastadores do aquecimento global são os furacões de enormes proporções como o Mitch (1998), que matou 10 mil pessoas e deixou 3 milhões desabrigadas no Caribe, e o Katrina (2005), que devastou Nova Orleans e foi chamado de o furacão "mais mortífero e dispendioso" de todos os tempos.

Os prognósticos a longo prazo advertem a respeito de furacões ainda maiores, os quais causarão estragos nas terras cultivadas, nas cidades, na economia e, em particular, na vida humana. Os trópicos são particularmente afetados por isso. No dia 6 de abril, as Nações Unidas disponibilizaram um relatório compilado por um painel de especialistas e dirigido aos estrategistas políticos do mundo. Com um grau de "segurança muito elevado", o relatório advertiu que mesmo um aumento na temperatura de 1° Celsius colocaria em perigo 30% das espécies. Além disso, um aumento dessa ordem produziria uma maior falta de água, secas e inundações.

Sem sombra de dúvida, o aquecimento global desempenhará um papel crescente e cada vez mais interferente na vida da civilização moderna. Alguns observadores sustentam que ele poderá muito bem resultar no fim da civilização humana que conhecemos. "Uma recente pesquisa avaliada por onze eminentes especialistas", declara Ross Gelbspan, "descobriu que a não ser que o mundo passe a extrair metade da sua energia de fontes que não o carbono até o ano de 2018, o planeta verá uma quadruplicação dos níveis de carbono na atmosfera, o que seria claramente catastrófico".*

O interessante é que, tristemente, os Estados Unidos, país que ostenta o maior consumo do mundo e é responsável por 25% das emissões de gás de estufa do planeta, têm adotado sistematicamente políticas ambientais que praticamente garantem que as piores situações imaginadas para o aquecimento global se tornarão realidade. Eis as nossas principais razões para fazer esta afirmação.

Em 1994, as nações do mundo se reuniram para apreciar a "mudança climática" como uma consequência do Efeito Estufa e concordaram em reduzir as emissões de CO_2 aos níveis básicos de 1990, no esforço de desacelerar o aquecimento global. Naquela época, nem todos os países participantes concordavam em que havia evidências científicas suficientes do aquecimento global.

Os Estados Unidos, o país que mais consome na Terra, têm estado entre as nações que ainda se mostram relutantes. Milhões de pessoas tinham a esperança de que os Estados Unidos, na condição de primeiro país do mundo a partir de uma perspectiva política e econômica, servissem de exemplo no encontro de Kyoto de 1997. Até hoje, nem os Estados Unidos, nem a Austrália, Mônaco e Liechtenstein ratificaram o Protocolo de Kyoto. As gigantes China e Índia são amplos desastres ambientais em formação.

Em junho de 2007, o Grupo dos Oito (G8) se reuniu para o que deveria ser uma importante reunião de cúpula sobre a mudança climática. O Grupo dos Oito é formado pelos oito países mais ricos do mundo: Canadá, França, Alemanha, Grã-Bretanha, Itália, Japão, Rússia e os Estados Unidos. A chanceler da Alemanha, Angela Merkel, que presidiu a reunião, expressou o seu pessimismo com relação ao sucesso do encontro, em grande medida por causa da postura recalcitrante do governo dos Estados Unidos, opinião que se revelou posteriormente correta. As nações do G8 não chegaram a assumir nenhum compro-

* Ross Gelbspan, no prefácio do livro *Stormy Weather: 101 Solutions to Global Climate Change* (Gabriola Island, British Columbia: New Society Publishers, 2001), p. xi.

misso sólido de reduzir as emissões do gás de estufa de uma maneira rápida e significativa.

Esse também é o problema fundamental da mensagem do ex-vice-presidente americano Al Gore a respeito do aquecimento global, como foi resumido no seu Live Earth Concert, cujo público-alvo foi uma geração mais jovem. A recomendação de Gore deixa de levar em conta o fenômeno do escurecimento global. Gore tampouco enfrentou diretamente o fato de que a taxa de consumo atual nos Estados Unidos e em outras nações desenvolvidas não pode ser simplesmente "compensada" ou "neutralizada". Aparentemente, qualquer sugestão de que temos que reduzir o nosso nível de consumo não apenas seria uma mensagem excessivamente impopular como também o colocaria imediatamente em oposição ao mundo corporativo.

Quando interpelado, Gore minimizou a importância do seu estilo de vida extravagante com o comentário que a pegada ecológica de cada pessoa é diferente, mas que ele fazia o melhor para compensar a sua pegada com os chamados créditos de carbono e também participando de programas de redução de CO_2, como a plantação de árvores.

Somos os primeiros a reconhecer que as atribuições de um ex-vice-presidente dos Estados Unidos podem envolver obrigações sociais e atividades extraordinárias, mas isso não o isenta da obrigação, que hoje é óbvia e primordial, de simplificar o seu estilo de vida. **Compensar uma pegada ecológica um tanto grande certamente é louvável, mas não é a mesma coisa que viver de uma maneira responsável e reduzir a pegada para um tamanho sensato.** Todos precisamos examinar com atenção a nossa própria pegada e identificar as áreas nas quais podemos efetuar melhoras grandes e pequenas.

Sentimos que a posição de Gore poderia induzir outras pessoas a igualmente continuar a consumir em excesso baseadas na ideia de que elas também podem, de alguma maneira, compensar esse consumo. Essa parece ser a disposição de ânimo atual entre os seus partidários de Hollywood. Na nossa opinião, essa atitude é irresponsável e prejudicial. Você não pode dirigir alegre e prazerosamente um SUV, percorrer milhares de quilômetros de avião *e*, ao mesmo tempo, ser ecologicamente responsável, independentemente de qualquer outra coisa que você possa fazer em prol do meio ambiente. Esse tipo de raciocínio errado é o único motivo pelo qual estamos enfatizando aqui a abordagem de Gore.

Em meio à euforia pública por causa da campanha de Gore, ficamos felizes ao descobrir algumas opiniões perspicazes, com destaque para o Transnational Institute. Em fevereiro de 2007, o Instituto disponibilizou um relatório de autoria de Kevin Smith intitulado "The Carbon Neutral Myth: Offset Indulgences For Your Climate Sins". O relatório critica intensamente qualquer abordagem que procure lidar com o aquecimento global apenas por intermédio da "compensação do carbono". Nas palavras de Smith:

> A venda de indulgências de compensação é um desvio sem futuro do caminho de ação necessário diante da mudança climática. Existe a necessidade urgente de um retorno à organização política para uma transição social mais ampla em direção a uma economia de baixo carbono, ao mesmo tempo que assumimos a responsabilidade direta de reduzir as nossas emissões pessoais... Espera-se que a crescente conscientização das deficiências dos créditos de compensação contribuirá para uma reforma do debate sobre as mudanças climáticas.*

É claro que mudar para a energia verde é uma coisa maravilhosa. Além disso, plantar árvores ao redor do mundo é uma maneira de reduzir a poluição do CO_2, e nós mesmos participamos intensamente desse programa.** No entanto, plantar até mesmo milhões de árvores jamais neutralizará o dano da poluição causado pelo atual estilo de vida com o qual os cidadãos das nações desenvolvidas estão acostumados.

Outro fator inquietante a respeito da campanha contra o aquecimento global de Gore é que ao recomendar a redução das emissões de gás de estufa, ele parece desprezar inteiramente a considerável produção de dióxido de carbono e de metano da indústria de animais de fazenda, bem como as perniciosas consequências ambientais do consumo de carne de um modo geral.

Embora não desejemos atribuir a Al Gore nenhuma motivação sinistra, argumentaríamos, no entanto, que a sua posição como um todo é

---

* Citação da versão em PDF do relatório de Kevin Smith publicada pelo Transnational Institute, p. 7. A versão está disponível online em www.carbontradewatch.org/pubs/carbon_neutral_myth.pdf.

** O programa que apoiamos no momento é Trees for the Future, cujo site é www.treesftf.org.

enganadora e, possivelmente, excessivamente política. Ela ainda reflete a atitude indiferente e comodista com relação à crise ambiental. **Não existe nenhum paliativo para o aquecimento global exceto aprender a pisar de leve sobre a Terra. E precisamos aprender essa lição com enorme rapidez. O futuro da humanidade e da maioria das formas de vida não humanas, e talvez de todas, depende disso.**

Não existe nenhum lugar onde a interligação da vida seja mais visível do que no ar que respiramos. Spencer R. Weart, diretor do Centro da História da Física, que faz parte do American Institute of Physics, chegou a uma estimativa interessante.* De acordo com ele, leva apenas um mês para que todo o ar (CO_2) que exalamos em qualquer momento considerado se disperse completamente pelo mundo. No seu livro bem argumentado *Earth in Balance*, Al Gore afirma com clareza (e corretamente):

> Cada vez que inspiramos, banhamos o nosso pulmão em uma amostra homogênea do mesmo ar — milhões de moléculas dele — com pelo menos algumas em cada fôlego que também foram inaladas por Buda em algum momento da vida dele, e um número semelhante que foram inspiradas por Jesus, Moises, Maomé — e também por Hitler, Stalin e Genghis Khan.**

Tendo em vista a importância da respiração na prática do Yoga, esse fato deveria nos deixar particularmente atentos. Não podemos evitar as questões morais oriundas da nossa interligação fundamental com o nosso ambiente físico e a vida como um todo. O que fazemos ou deixamos de fazer é relevante não apenas para nós, pessoalmente, mas também pode ter repercussões para a nossa biosfera como um todo.

Fumar não é apenas uma experiência desagradável para os não fumantes que estão por perto, como rapidamente descobrimos quando abandonamos o hábito de fumar; também é um risco para nós mesmos e para aqueles que nos cercam. Dirigir um automóvel sem ter *realmente* um bom motivo ou "badalar" de avião pelo mundo é um hábito ainda pior, que afeta adversamente a nós e muitas outras pessoas. Permitir que

---

* Al Gore, *Earth in Balance: Ecology and the Human Spirit* (Nova York: Houghton Mifflin, 1992), p. 84.

** Al Gore, *op. cit.*, p. 84.

árvores, que extraem dióxido de carbono do ar, sejam derrubadas aos milhões é igualmente repreensível a partir de uma perspectiva moral. O mesmo podemos dizer a respeito da nossa utilização predominantemente esbanjadora de papel não reciclado ou do nosso apoio tácito a editoras de livros e revistas que por inércia ou ganância se recusam a adotar um papel e métodos de impressão que não prejudiquem o ambiente. E assim por diante.

A poluição do ar é a principal causa do aquecimento global, e este último foi identificado como a maior ameaça à sobrevivência da humanidade. Esse deveria ser um incentivo suficiente para mudar *radicalmente* os nossos hábitos.

Na condição de praticantes de Yoga, é claro que também precisamos ter em mente os incontáveis seres que são vítimas da devastação ambiental causada pelos seres humanos (antropogênica). Eles estão sendo arrancados aos milhões dos seus hábitats e condenados à morte. Não podemos nos dar ao luxo de achar que esses seres individuais — peixes, insetos, pássaros, animais terrestres — não são importantes. *Todos* têm o direito de desfrutar a vida.

A perda de qualquer espécie em decorrência da ignorância, da indiferença ou da cobiça humanas é simplesmente inaceitável. Deveríamos chorar por todas as espécies que já lançamos no esquecimento ou que estão à beira da extinção. Em seguida, deveríamos enxugar as nossas lágrimas e assumir o sério compromisso de restaurar a nossa biosfera.

Sejamos claros: à medida que cada espécie vai se tornando extinta, a humanidade avança inexoravelmente para o seu próprio túmulo. Depois de nós, ninguém estará presente para chorar a nossa morte.

Em fevereiro de 2007, um painel de cientistas representando 113 nações divulgou um relatório um tanto sombrio sobre a mudança climática. O texto não deixou nenhuma dúvida com relação ao fato de que a humanidade é a causa das mudanças climáticas que estão ocorrendo e ameaçando a sobrevivência da nossa espécie e, possivelmente, de todos os seres vivos do planeta.

Por compreender a gravidade da ameaça do aquecimento global, os governos de alguns países começaram a introduzir programas corretivos, mas sem que os Estados Unidos, o Canadá, a China e a Índia se envolvam entusiasticamente, é pouco provável que essa missão de resgate tenha algum sucesso significativo. Não obstante, todos precisamos fazer o possível para impedir esse desastre em ascensão.

A poluição não é meramente um fato objetivo que podemos citar e transformar em uma probabilidade estatística. Mais exatamente, ela é um fato repleto de valor. À semelhança do consumo excessivo, que é uma das causas da degradação ambiental, a poluição do ar, da água e do solo tem profundas implicações morais (e consequências kármicas) para cada ser humano vivo.

Cada um de nós é ao mesmo tempo uma causa e uma vítima da poluição. Não podemos esperar corrigir a nossa condição de vítimas da poluição se não modificarmos o nosso estilo de vida, se não passarmos por uma transformação.

Nas palavras apropriadas de Clive Doucet, poeta e membro do Ottawa City Council:

> O planeta nos concederá tempo suficiente para que façamos o que é correto? Não sei ao certo, mas o que aprendi como vereador é claro e inequívoco. Tudo está interconectado. Estamos ligados desde a divisão da primeira célula que no final cria um ser humano até a história que compartilhamos das cidades e da civilização humana, bem como à nossa mútua dependência da biosfera do planeta. Para poder ter êxito hoje, precisamos nos lembrar de como é essencial fazer com que essas conexões funcionem; inversamente, também precisamos recordar o que acontece quando deixamos de ligar os pontos.*

Como demonstramos anteriormente, a poluição ambiental tem o seu equivalente na nossa mente. Como é dentro, assim é fora. Precisamos transmutar o nosso modo de pensar (os nossos valores, convicções e atitudes), para que possamos avaliar adequadamente o dano que causamos à Terra, o nosso único hábitat, bem como enxergar claramente o que precisamos fazer agora para corrigir o que corresponde a uma situação traumática.

Já nos idos de 1992, cerca de 1.700 eminentes cientistas do mundo inteiro divulgaram um memorando advertindo os governos e o público

---

* Clive Doucet, *Urban Meltdown: Cities, Climate Change and Politics as Usual* (Gabriola Island, B.C.: New Society Publishers, 2007), p. 212.

em geral de que "os seres humanos e o mundo natural se encontram numa rota de colisão" e estão clamando por mudanças fundamentais. "Apenas algumas décadas, ou até mesmo uma só, é o que nos resta antes que a oportunidade de evitar as ameaças que hoje enfrentamos seja completamente perdida e as esperanças para a humanidade se reduzam incomensuravelmente... Uma nova ética se faz necessária; uma nova atitude diante da atitude de arcar com a responsabilidade de cuidar de nós mesmos e da Terra."*

De todos os grupos de pessoas que nos vêm à cabeça, nenhum está mais qualificado e também mais compelido a dar um passo à frente para exercer uma influência do que o grupo de pessoas espiritualmente comprometidas. Estão incluídas aquelas que estão envolvidas com o Yoga como uma disciplina espiritual — os praticantes sinceros do Yoga Hindu, Budista e Jaina. Embora essas pessoas representem uma pequena minoria dentro do vasto movimento yogue contemporâneo, ainda assim o seu número atinge a casa das dezenas de milhares.

Não obstante, é claro que esperamos que aqueles que escolheram o Yoga basicamente por razões de saúde e preparo físico também reconheçam a extrema necessidade de adotar um estilo de vida verde. No nosso ponto de vista, o estilo de vida verde está implícito no Yoga tradicional. O lema "A cor do Yoga é verde" é ostentado no nosso website (www.traditionalyogastudies.com). Fazemos isso para enfatizar o fato que quando seguimos os ensinamentos tradicionais do Yoga, somos inevitavelmente conduzidos a um estilo de vida que favorece o ambiente. Reciprocamente, o estilo de vida verde corresponde, pelo menos até certo ponto, à herança espiritual do Yoga.

Encerramos este capítulo com uma citação de Sri Aurobindo, que, mais do que qualquer outro adepto moderno do Yoga, defendia uma orientação integral:

> A afirmação de uma vida divina na Terra e de um sentimento imortal na existência mortal só pode ter algum fundamento não apenas se reconhecermos o Espírito eterno como o habitante desta mansão corpórea, aquele que veste este manto mutável, mas também aceitarmos a Matéria da qual ele é feito como um material adequado e nobre

* Citado em www.ucsusa.org/ucs/about/1992-world-scientists-warning-to-humanity.html.

a partir do qual Ele tece com constância as Suas vestes e constrói repetitivamente a incessante série das Suas mansões.*

Em uma linguagem simples e não teológica, queremos dizer o seguinte: o mundo não é meramente um conglomerado de átomos e sim uma rede de energias altamente organizada e dinâmica que possibilita que a consciência se expresse de uma maneira criativa. O Yoga consiste em descobrir a verdadeira natureza da consciência (ou mente) e da matéria. Assim sendo, o Yoga é intrinsecamente reverente diante da mente, do corpo e do mundo como um todo.

* Sri Aurobindo, *The Life Divine* (Pondicherry: Sri Aurobindo Ashram, 10ª edição, 1977), vol. 1, p. 6.

6

O ATIVISMO DO YOGA VERDE: O QUE VOCÊ PODE FAZER

Descobrimos que a maioria das pessoas carece de informações adequadas a respeito do estado do mundo em que vivemos. Fornecemos ao longo de todo este livro numerosas estatísticas para ajudá-lo a entender melhor o problema que estamos enfrentando hoje, mas nenhum livro sobre o meio ambiente seria completo sem uma lista de soluções práticas que o ajudarão a iniciar uma mudança positiva. Certamente fomos nós que criamos a enorme confusão em que nos encontramos, mas também temos a capacidade de reverter as coisas. Compreendemos que a transformação global não é nem fácil nem instantânea. *Entretanto*, no que diz respeito ao ambiente, a mudança pessoal pode ser relativamente fácil e pode ter lugar imediatamente.

Você acha que nós o estamos desafiando? Pode apostar que sim! Estamos esperando que você vá assumir a responsabilidade pelas suas ações e começar a fazer o máximo possível ainda hoje, *neste exato momento*. Nada nos deixaria mais emocionados do que ouvir dizer que todas as pessoas que leram este livro decidiram se educar mais e depois se tornaram ativistas ambientais com uma mentalidade espiritual, ou ativista do Yoga Verde.

Fazemos a suposição otimista que todos os que leem este livro já são ambientalistas ativos ou estão prontos para começar a sê-lo. Para tornar as coisas mais convenientes para você, preparamos uma relação de websites, documentários, documentos online e livros, e também fornecemos uma lista inicial de coisas práticas que você pode fazer. Ao compilar essa lista, levamos em conta o fato de que as finanças poderão impedi-lo de dar grandes passos, de modo que também incluímos várias ideias práticas que não custam nada e mesmo assim são muito eficazes.

A Internet está repleta de recursos (inclusive organizações) que o ajudarão a encontrar ainda outras maneiras de proteger e reconstruir ativamente o nosso planeta. Sugerimos que você não deixe de investigar os links dos websites, porque eles provavelmente o encaminharão a outros sites interessantes. Além disso, recomendamos que você crie ou participe de um grupo de ação local, que ajudará cada membro a permanecer concentrado no desafio de tornar verde o seu estilo de vida.

Coisas práticas que você pode fazer para causar uma influência significativa

- **Simplifique a sua vida o máximo possível.** Conscientize-se de como o seu estilo de vida afeta o meio ambiente. Faça uma lista dos tipos de "coisas" que você usa todos os dias, semanalmente e de vez em quando, bem como da maneira como você vive a sua vida de um modo geral. Essa prática pode ser opressiva no início, mas decididamente o ajudará a identificar todas as áreas nas quais mudanças positivas podem ser feitas.
- **Pense duas vezes antes de comprar alguma coisa.** Você realmente precisa dela? Não poderia comprá-la de segunda mão? Se estiver quebrada, não pode ser consertada?
- **Reduza, reutilize e recicle!** Procure reduzir o desperdício escolhendo produtos reutilizáveis e recicláveis. Lembre-se de que um produto pode informar que é reciclável mas você talvez não seja capaz de reciclá-lo onde você reside. Informe-se a respeito dos produtos que a sua comunidade recicla. Os Estados Unidos reciclam anualmente cerca de 230 milhões de toneladas de "lixo", das quais 70% são formadas por materiais recicláveis ou reutilizáveis MAS dos quais somente um quarto é efetivamente reutilizado ou reciclado.
- **Procure encontrar produtos com o menor número possível de embalagens.** Um exemplo perfeito do exagero é uma caixa de chá que contém dez folhas em um saquinho embrulhado em papel ou plástico o qual está, por sua vez, dentro de uma caixa e depois é embrulhado em plástico. Isso é ou não é um acondicionamento excessivo?

- **Se você está pensando em substituir um eletrodoméstico de grande porte, escolha um que utilize a energia de um modo eficiente e que exiba o Selo de Eficiência Energética.** Uma geladeira nova com esse selo, por exemplo, chega a consumir até 40% menos energia do que os modelos fabricados antes de 1993.
- **Compre somente produtos de papel 100% reciclados e desprovidos de cloro ou experimente um papel alternativo como o de cânhamo ou kenaf.*** Isso inclui o papel para impressão e para escrever, o papel toalha, o papel higiênico e os lenços de papel. De acordo com o Conselho de Defesa dos Recursos Nacionais,** se cada residência nos Estados Unidos substituísse apenas um único rolo de papel toalha de fibra virgem (70 folhas) por um equivalente de papel 100% reciclado, poderíamos salvar 544 mil árvores.
- **Tome banho de chuveiro em vez de banheira e lance um desafio a si mesmo para que o seu banho seja o mais curto possível.** A água do banho, tanto de banheira quanto de chuveiro, é responsável por dois terços dos custos de aquecimento da água. Além disso, a maioria dos lugares hoje em dia está sofrendo de escassez de água. Essa é uma das ideias que não custam um centavo, mas que podem fazer com que você economize dinheiro.
- **Instale um chuveiro com um fluxo fraco e arejadores de torneira com fluxo fraco.** Os chuveiros com fluxo fraco usam cerca de 7,5 litros de água por minuto, enquanto os chuveiros convencionais usam de 15 a 26 litros por minuto. Essa ideia de baixo custo representa uma economia significativa de água, energia e de dinheiro.
- **Use apenas água fria na sua máquina de lavar.** Se todas as máquinas de lavar nos Estados Unidos passassem a usar água fria em vez de quente, isso poderia representar uma economia de aproximadamente 30 milhões de toneladas de CO_2 por ano.
- **Sempre que possível, pendure as suas roupas no ultrapassado varal em vez de usar a secadora de roupas.** Aproveite a dádiva da energia gratuita que o vento e o sol oferecem.

---

* Planta indiana utilizada na indústria têxtil. (N. da T.)

** National Resources Defense Council. (N. da T.)

- **Diminua a temperatura do seu aquecedor de água para 49° centígrados.** A maioria dos aquecedores de água são ajustados praticamente para ferver a água, o que é desnecessário.
- **Conserte qualquer vazamento nas suas torneiras e canos de água.** Um fio de água típico correndo continuamente pode desperdiçar mais de 151 litros de água por dia!
- **Diminua a temperatura do seu termostato pelo menos 2 graus no inverno e aumente-o 2 graus no verão.** Você poderá economizar até 900 quilos de dióxido de carbono por ano com esse simples procedimento.
- **Desligue todos os aparelhos que não estiver usando e retire-os da tomada à noite ou quando achar que irá usá-los por um período mais longo.** Um computador, por exemplo, consome cerca de 15 watts de energia quando está ligado na tomada sem ser usado, e até mesmo um forno de micro-ondas consome 8 watts em idênticas condições! Adquira simplesmente o hábito de desligar o seu equipamento elétrico quando parar temporariamente de utilizá-lo.
- **Sempre que possível, compre alimentos orgânicos cultivados e produzidos localmente ou, o que é ainda melhor, se você tiver acesso a uma horta, faça o seu próprio cultivo.** A refeição americana típica percorre 2.400 quilômetros da fazenda até o seu prato. Você não precisa ser um gênio na matemática para descobrir que os seus hábitos alimentares podem contribuir para uma enorme quantidade de emissões de dióxido de carbono. Além disso, ao comprar as coisas produzidas na sua área você estará fazendo uma contribuição positiva para a sua comunidade. Por favor, verifique os mercados agrícolas da sua região.
- **Elimine a *fast food* da sua alimentação.** A indústria de *fast food* cria uma enorme quantidade de lixo e não beneficia os produtores locais. Além disso, a prática yogue de não causar dano se aplica a todos os seres e, portanto, ao ambiente como um todo.
- **Torne-se vegetariano ou vegan.** A pecuária polui o solo, a água e o ar e é a que mais contribui para o aquecimento global. Além do mais, a prática yogue de não causar dano se aplica a todos os seres e ao meio ambiente como um todo.

- **Compostagem.** Se você puder fazê-la ao ar livre, experimente a vermicompostagem em ambiente fechado. Procure na biblioteca mais próxima livros que possam ensiná-lo a utilizar o processo ou busque artigos online.
- **Diga NÃO a cada sacola de plástico que lhe for oferecida.** Passe a adotar as sacolas de compras de pano para *tudo* o que você precisar comprar, não apenas no supermercado. Muitas comunidades estão avançando em direção a um ambiente livre de sacolas de compras de plástico. Estimule a sua a fazer o mesmo.
- **Plante árvores.** As árvores em crescimento são verdadeiros aspiradores de dióxido de carbono! Dê uma olhada em Trees for the Future em www.plant-trees.org. Mesmo que você só possa plantar algumas árvores no seu quintal para proporcionar um pouco de sombra para a sua casa, isso poderia reduzir as suas necessidades de ar condicionado durante os meses do verão.
- **Mude para a energia verde.** Muitas empresas que fornecem serviços de energia têm essa opção disponível, e ela pode sair apenas um pouco mais cara por mês. Peça mais informações à sua concessionária local.
- **Modifique os seus hábitos de transporte.** Sempre que possível, caminhe, ande de bicicleta, participe do transporte solidário e use os meios de transporte público, como o ônibus e o trem.
- **Voe menos, ou então, simplesmente não viaje de avião.** Se você efetivamente precisar pegar um avião, compre a sua passagem com uma empresa que participe da compensação, ou neutralização, do carbono.* Consulte o guia online em www.cleanair-coolplanet.org/consumerguidetocarbonoffsets.pdf.
- **Seja um autêntico viajante ecológico.** O ecoturismo é uma indústria que está crescendo rapidamente e que não é, necessariamente, amiga do ambiente. Pense na possibilidade de explorar locais mais próximos de onde você mora e se oferecer como voluntário perto da sua casa. Lembre-se de que as viagens aéreas ainda são um

* *Carbon offset*, em inglês. Nas viagens aéreas, as emissões de gases de efeito estufa são detectadas e quantificadas, e a compensação é realizada por intermédio de projetos ambientais que poderão estar em qualquer parte do mundo. Em termos simplificados, neutralizar os níveis de carbono significa reduzir as emissões de gases de efeito estufa e compensar as remanescentes com programas ambientais. (N. da T.)

dos principais responsáveis pelo aquecimento global, mesmo que a sua aventura tenha a palavra "eco" anexada a ela.

- **Não use garrafas de água de plástico.** Beba água da torneira quando isso for seguro ou, se necessário, filtre a água da sua torneira. Se você precisar carregar água com você, escolha uma garrafa de água de aço inoxidável ou de vidro. A água comercial engarrafada não apenas tem um preço exagerado como também, quando engarrafada em recipientes de plástico, contribui enormemente para a poluição da terra, do ar e da água, e pode ser prejudicial à saúde (devido ao vazamento de ftalatos tóxicos).
- **Transfira os seus investimentos para aqueles que são social e ambientalmente responsáveis e garanta que todos os seus investimentos futuros sejam realizados da mesma maneira.** Tome medidas preventivas para estar sempre informado de como o seu dinheiro está sendo investido e certifique-se de que as empresas para as quais você contribui financeiramente também estão voltadas para questões relacionadas com mudanças positivas a respeito da mudança climática.
- **Substitua as suas lâmpadas incandescentes por lâmpadas compactas fluorescentes.** Estas últimas não apenas duram dez vezes mais como também consomem menos dois terços de energia.
- **Use somente produtos de limpeza que não sejam nocivos ao ambiente.**
- **Retire o seu nome de listas de correspondência indesejadas.** Esta medida também não lhe custará um centavo, mas salvará cerca de 100 milhões de árvores, que são usadas anualmente para entupir a nossa caixa do correio com coisas inúteis!
- **Estimule as editoras de livros, revistas, boletins informativos e jornais a usar papel reciclado pós-consumo, 100% amigo das florestas antigas, em tudo que precisem imprimir e parabenize aquelas que o fazem.**
- **Pratique a descarga amiga da ecologia: não dê a descarga quando a água do vaso sanitário contiver apenas urina.** A família típica de quatro pessoas dá a descarga cerca de 20 mil vezes por ano. Mesmo que você esteja usando um vaso sanitário que utilize a água de um modo eficiente que consuma apenas 6 litros por descarga,

isso equivale a uma incrível quantidade de água desperdiçada por ano.

- **Opte por ter um quintal e um jardim amigos do ambiente.** Escolha plantas e uma vegetação nativas para ajudá-lo a reduzir a necessidade de fertilizantes, e não use pesticidas químicos perigosos. Pense na possibilidade de comprar um cortador de grama manual em vez dos convencionais, movidos a gasolina ou eletricidade. Os seus vizinhos e o ar à sua volta ficarão agradecidos, bem como os seus músculos.
- **Se você estiver pensando em comprar ou alugar um veículo, procure o menos poluente e com o consumo de combustível mais eficiente que estiver disponível e leve em consideração um híbrido recarregável.**
- **Torne-se carbono neutro.*** Tornar-se carbono neutro é uma maneira relativamente fácil de assumir a responsabilidade pelo impacto negativo no ambiente que causamos na vida do dia a dia. Visite o *The Consumer's Guide to Retail Carbon Offset Providers* em www.cleanair-coolplanet.org/consumersguidetocarbonoffsets.pdf, e por favor não use isso como um substituto para simplificar a maneira como você vive.
- **Faça alguma coisa escrevendo para os seus líderes políticos e votando.** Os líderes políticos são influenciados pelo público, e você pode fazer uma diferença enorme se simplesmente se manifestar.
- **Incentive a biblioteca pública.** Poucas coisas são gratuitas hoje em dia, mas nas bibliotecas isso ainda acontece, e elas são uma grande fonte de recursos em livros, DVDs, CDs, revistas e jornais que normalmente você teria que comprar. Se você não encontrar um determinado item nas prateleiras, pergunte a um funcionário se ele pode encomendá-lo para você.
- **Estimule a sua empresa, organização, escola, família e amigos a reduzir as emissões de carbono e compartilhe esta lista (e, talvez, o nosso livro) com todo mundo que você conhece!**

---

* Tornar-se **carbono neutro** significa ser consciente do impacto ambiental que causamos e agir de uma maneira responsável para mitigar os efeitos das mudanças climáticas.

Organizações selecionadas

David Suzuki Foundation. Organização ambientalista canadense, de cunho científico, com um website inigualável no que diz respeito a informações precisas e bem investigadas: www.davidsuzuki.org

Notícias sobre a Saúde Ambiental. Fornece links para artigos sobre questões de saúde ambiental: www.environmentalhealthnews.org

Northwest Coalition for Alternatives to Pesticides. Coloca as notícias em dia, oferece medidas urgentes, programas e várias publicações sobre alternativas para os pesticidas: www.pesticide.org

World Resources Institute (WRI). As publicações, *podcasts* e artigos do WRI oferecem um exame minucioso dos assuntos abordados em *Yoga Verde:* www.wri.org

Trees for the Future. Organização sem fins lucrativos que cria e apoia projetos agroflorestais autônomos em conjunto com grupos e indivíduos nos países em desenvolvimento: www.plant-trees.org

Greenpeace Canadá/Greenpeace USA. Organização global que faz campanha contra várias questões, entre elas o aquecimento global e a engenharia genética: www.greenpeace.org ou www.greenpeaceusa.org

World Wildlife Fund. Organização internacional que atua em mais de cem países, defendendo um futuro no qual os seres humanos vivam em harmonia com a natureza: www.panda.org

Co-op America. Promove a sustentabilidade ambiental e a justiça social e econômica por meio da educação do consumidor: www.coopamerica.org

The Union of Concerned Scientists. Grupo de cientistas que combinam a pesquisa científica independente com a ação civil para ajudar a implementar soluções para questões ambientais e globais: www.ucsusa.org

E/The Environmental Magazine. Fornece informações, notícias e recursos para pessoas preocupadas com o meio ambiente: www.emagazine.com

The Green Guide. Fornece informações a respeito de várias questões ambientais e conselhos práticos: www.thegreenguide.com

Adbusters. Organização anticonsumista com sede no Canadá: www.adbusters.org

Friends of the Earth Canada or USA. Atua como porta-voz do meio ambiente e da renovação das comunidades e da Terra por intermédio da pesquisa, da educação e da proteção: www.foecanada.org ou www.foe.org

Earth Island Institute. Fornece apoio organizacional no desenvolvimento de projetos para a conservação, preservação e restauração do ambiente global: www.earthisland.org

Freecycle TM. Rede que oferece um fórum eletrônico a pessoas e empresas sem fins lucrativos para "reciclar" itens indesejados: www.freecycle.org

Lobsa. Grupo defensor dos direitos dos animais que oferece um boletim informativo baseado em pesquisas de qualidade: www.lobsa.org

Care2 Make a Difference. A maior comunidade online de pessoas que desejam exercer uma influência positiva, oferecendo notícias, uma seção sobre a vida ecológica, boletins informativos e solicitações: www.care2.com

WorldChanging. Um blog permanente que discute e analisa ferramentas, ideias, modelos e tecnologias para a construção de um futuro melhor: www.worldchanging.com

Climate Wire. Serviço internacional de notícias especificamente voltado para a questão da mudança climática: www.climatewire.org

Seeds of Diversity. Organização beneficente canadense dedicada à conservação, documentação e utilização de plantas não híbridas: www.seeds.ca

National Resources Defense Council. Esta é uma das mais eficazes organizações defensoras do meio ambiente: www.nrdc.org

One Planet, One Life. Tem como objetivo educar o público a respeito da crise ambiental global: http://oneplanetonelife.com

The Simple Living Network. Este website está repleto de recursos, ferramentas, exemplos e contatos para uma vida consciente, simples, saudável e revigorante: www.simpleliving.net/main/

Documentários

Altered Oceans. Seriado em cinco partes sobre a crise no mar por Kenneth R. Weiss e Usha Lee McFarling: www.latimes.com/news/local/oceans/la-oceans-séries,0,7842752.special

Frontline. Documentários online que precisam necessariamente ser assistidos: Hot Politics, Harvest of Fear (GMfoods) Kim's Nuclear Gamble, Merchants of Cool, News War, The Persuaders e What's Up with the Weather: www.pbs.org/wgbh/pages/frontline/

Bull Frog Films. Um dos melhores sites para encontrar documentários sobre o meio ambiente, ecologia, ética, consumismo, e direitos humanos e dos animais: www.bullfrogfilms.com

Documentos online

Consumer's Guide to Retail Carbon Offset Providers — Guia baseado em uma pesquisa minuciosa que todo mundo deveria ler antes de procurar um provedor de compensação de carbono: www.cleanair-coolplanet.org/consumerguidetocarbonoffset.pdf

How to Save the Climate de autoria da Greenpeace International — Documento de fácil compreensão a respeito da mudança climática, que agradará a todas as faixas etárias: www.greenpeace.org.uk/files/pdfs/climate/howtosavetheclimatepers.pdf

Driven to Action: A Citizen's Toolkit. Produzido pela David Suzuki Foundation.

Part 3: Shaping Decisions — Este documento descreve como podemos ser lobistas eficientes: www.davidsuzuki.org/files/climate/ontario/shapingdecisions.pdf

Part 4: Working With the Media — Este documento descreve como atrair a atenção da mídia para projetos ambientalistas: www.davidsuzuki.org/files/climate/ontario/sprawl-media-tips.pdf

Leitura recomendada

Choose to Reuse: An Encyclopedia of Services, Products, Programs and Charitable Organizations that Foster Reuse de autoria de Nikki e David Goldbeck. · *Beyond Recycling: A Re-user's Guide: 336 Practical Tips to Save Money and Protect the Environment* de autoria de Kathy Stein. · *The 100-Mile Diet: A Year of Local Eating* de autoria de Alisa Smith e J. B. Mackinnon. · *Low Carbon Diet: A 30 Day Program do Lose 5000 Pounds* de autoria de David Gershon. · *Ecoholic: Your Guide to the Most Environmentally Friendly Information, Products and Services in Canada* de autoria de Adria Vasil. · *Clean and Green* de autoria de Annie Berthold-Bond. · *EarthScore: Your Personal Environmental Audit and Guide* de autoria de Donald W. Lotter. · *The Consumer's Guide to Effective Environmental Choices: Practical Advice from the Union of Concerned Scientists* de autoria de Michael Brower e Warren Leon. · *The Better World Handbook: From Good Inventions to Everyday Actions* de autoria de Ellis Jones et al. · *Homes That Heal (and Those That Don't): How Your Home Could be Harming Your Family's Health* de autoria de Athena Thompson. · *Rodale's All-New Encyclopedia of Organic Gardening: The Indispensable Resource for Every Gardener* org. por Fern Marchall Bradley e Barbara W. Ellis. · *Green Living* de autoria dos editores da E/ The Environmental Magazine.

EPÍLOGO

Este livro está necessariamente repleto de fatos e números. As nossas proposições básicas de que estamos no meio de uma crise de âmbito mundial já deveria a esta altura estar clara como água para cada um dos leitores. Compreendemos que alguns dos nossos leitores — aqueles que não leram o nosso livro com o devido cuidado ou que não refletiram a respeito das evidências de uma maneira imparcial — podem considerar a nossa mensagem excessivamente radical.

Achamos, no entanto, que a nossa mensagem é compatível com o peso das evidências. Muitos dos que estão trabalhando na vanguarda da ciência, especialmente os biólogos, climatologistas, glaciologistas e hidrólogos, estão na verdade assustados com as implicações das suas próprias constatações. Baseados nas evidências científicas disponíveis, nós (e muitos outros) ficamos convencidos de que não resta à humanidade nenhum tempo para cruzar os braços ou deixar as coisas como estão. Nas palavras do historiador cultural americano Thomas Berry:

> O dia do ajuste de contas chegou. Nesta fase decadente da nossa sociedade industrial, nós não nos vemos hoje como o esplendor da criação, e sim como o modo mais pernicioso de um ser terrestre. Estamos no término e não na realização do processo terreno. Se houvesse um parlamento de criaturas, a sua primeira decisão poderia muito bem ser votar a favor da expulsão dos seres humanos da comunidade por serem uma presença destrutiva demais para continuar a ser tolerada.*

Temos que fazer *agora* mudanças radicais no nosso estilo de vida, tanto de um modo coletivo quanto individual. Precisamos fazer uma *grande* simplificação e adotar estilos de vida propícios ao ambiente. O

* Thomas Berry, *The Dream of the Earth* (San Francisco: Sierra Club Books, 1985), p. 209.

futuro da humanidade e, aliás, o futuro da vida na Terra está em jogo. Seria também sensato nos prepararmos para as inevitáveis repercussões do aquecimento global, porque elas serão graves e causarão, como era de se esperar, um tremendo sofrimento no mundo inteiro. Ninguém será poupado dos drásticos efeitos dos mecanismos de reequilíbrio da Natureza.

Acima de tudo, precisamos cultivar uma grande compaixão pelos outros seres, inclusive pelas criaturas não humanas com quem dividimos o nosso precioso planeta e a quem infligimos um enorme sofrimento por causa do nosso estilo de vida esbanjador e basicamente irresponsável.

Como os prodígios espirituais da humanidade amplamente demonstraram ao longo da história documentada, na condição de seres humanos somos, em princípio, capazes de uma grande transformação pessoal. Em geral, durante os períodos de guerra ou de crise coletiva, manifestamos parte do nosso potencial intrínseco de criatividade, altruísmo, solidariedade e ação autotranscendente. O aquecimento global é uma crise coletiva de uma magnitude sem precedente. Quando esse desafio planetário tiver sido adequadamente percebido como uma ameaça à nossa sobrevivência, talvez ainda encontremos dentro de nós a sabedoria e a força para abandonar as nossas mesquinhas preocupações egocêntricas a favor de uma ação decisiva que beneficiará o planeta como um todo.

Estamos apelando para todos os praticantes de Yoga para que intensifiquem a sua prática tornando-se *viras*, ou "heróis", no velho sentido da palavra, que colocavam o bem-estar dos outros antes do seu conforto consumista e predileções não analisadas. É chegada a hora de *viver* o Yoga com o máximo de exuberância e legitimidade que possamos reunir. Se os praticantes de Yoga não reagirem a esta crise ímpar e perigosa, quem irá fazê-lo?

Vamos usar esta crise planetária como uma oportunidade única para crescer como indivíduos e como espécie.

BIBLIOGRAFIA SELECIONADA

As publicações especialmente importantes estão marcadas com um asterisco (*). Leituras adicionais são incluídas nas notas de rodapé.

*__Brown__, Lester R. *Plan B 2.0.* Nova York: W. W. Norton, 2006.

______. *Eco-Economy: Building an Economy for the Earth.* Nova York: W. W. Norton, 2001.

*__Dauncey__, Guy com __Mazza__, Patrick. *Stormy Weather: 101 Solutions to Global Climate Change.* Gabriola Island, B.C.: New Society Publishers, 2001.

*__Dobson__, Charles. *The Troublemakers´s Teaparty: A Manual for Effective Citizen Action.* Gabriola Island, B.C.: New Society Publishers, 2003.

__Drengson__, Alan. *Deep Ecology Movement: An Introductory Anthology.* Berkeley, Califórnia: North Atlantic Books, 1995.

*__Elgin__, Duane. *Voluntary Simplicity: Toward a Way of Life That is Outwardly Simple, Inwardly Rich.* Nova York: Morrow, 1993. [*Simplicidade Voluntária: Em Busca de um Estilo de Vida Exteriormente Simples, mas Interiormente Rico*, publicado pela Editora Cultrix, São Paulo, 1999.]

*__Feuerstein__, Georg. *Yoga Morality: Ancient Teachings At a Time of Global Crisis.* Prescott, Arizona.: Hohm Press, 2007. [*As Virtudes do Yoga: Antigos Ensinamentos Para Esta Época de Crise Global*, publicado pela Editora Pensamento, São Paulo, 2009.]

_______. *The Yoga Tradition: its History, Philosophy, Literature, and Practice.* Prescott, Arizona.: Hohm Press, 2ª edição, 2001. [*A Tradição do Yoga: História, Literatura, Filosofia e Prática*, publicado pela Editora Pensamento, São Paulo, 2001.]

_______. *Aha! Reflections on the Meaning of Everything.* Eastend, Saskatchewan: Traditional Yoga Studies, 2007.

* __Flannery__, Tim. *The Weather Makers: How We Are Changing the Climate and What It Means For Life On Earth.* Nova York: HarperCollins, 2005.

__Fujita__, Rod. *Heal the Ocean: Solutions For Saving Our Seas.* Gabriola Island, B.C.: New Society Publishers, 2003.

__Gelbspan__, Ross. *The Heat is On: The High Stakes Battle Over Earth's Threatened Climate.* Reading, Massachusetts: Addison-Wesley, 1997.

Halweil, Brian e **Mastny**, Lisa, orgs. *State of the World 2004: Special Focus: The Consumer Society.* Nova York: W. W. Norton, 2004.

Heinberg, Richard. *The Party's Over: Oil, War and the Fate of Industrial Societies.* Gabriola Island, B.C.: New Society Publishers, 2003.

________. *Cloning the Buddha: The Moral Impact of Biotechnology.* Wheaton, Illinois: Quest Books, 1999.

Jamieson, Dale, org. *A Companion to Environmental Philosophy.* Malden, Massachusetts: Blackwell, 2003.

Jensen, Derrick. *A Language Older Than Works.* White River Junction, Vt.: Chelsea Green, 2004.

Kaza, Stephanie e **Kraft**, Kenneth, orgs. *Dharma Rain: Sources of Buddhist Environmentalism.* Boston, Massachusetts: Shambhala Publications, 2000.

Meadows, Donella, **Randers**, Jorgan e **Meadows**, Dennis. *Limits to Growth: The 30-Year Update.* White River Junction, VT.: Chelsea Green, 2004.

Merkel, Jim. *Radical Simplicity: Small Footprints on a Finite Earth.* Gabriola Island, B.C.: New Society Publishers, 2003.

*__Naess__, Arne. *Ecology, Community and Lifestyle: Outline of an Ecosophy.* Cambridge: Cambridge University Press, repr. 1990.

_______. *The Selected Works of Arne Naess.* Adaptado por Alan Drengson. Nova York: Springer, 2005. 10 volumes.

Nattrass, Brian e **Altomare**, Mary. *Dancing With the Tiger: Learning Sustainability Step By Natural Step.* Gabriola Island, B.C.: New Society Publishers, 2003.

Renner, Michael et al., orgs. *State of the World 2005: Redefining Global Security.* Nova York: W. W. Norton, 2005.

*__Robbins__, John. *A New Diet for America.* Tiberon, Califórnia: H. J. Kramer, repr. 1998.

Sessions, George org., *Deep Ecology For the 21st Century.* Boston e Londres: Shambhala Publications, 1995.

*__Shiva__, Vandana. *Biopiracy: The Plunder of Nature and Knowledge.* Cambridge, Massachusetts: South End Press, 1997.

Sloman, Lynn. *Car Sick: Solutions For Our Car-Addicted Culture.* White River Junction, Vermont: Chelsea Green, 2006.

*__Suzuki__, David com **McConnell**, Amanda. *The Sacred Balance.* Vancouver, British Columbia: Greystone Books, 2002.

*______ e **Dressel**, Holly, *Good News For a Change: How Everyday People Are Helping the Planet.* Vancouver: Greystone Books, 2003.

Thompson, Athena. *Homes That Heal and Those That Don't.* Gabriola Island, B.C.: New Society Publishers, 2004.